F. VOLHARD UND E. VOLHARD

DIE KOCHSALZFREIE KRANKENKOST

Die kochsalzfreie Krankenkost

unter besonderer Berücksichtigung der Diätetik
der Nieren-, Herz- und Kreislaufkranken

von

Prof. Dr. med. Dr. h. c. Franz Volhard

Neu bearbeitet von Dozent Dr. Ernst Volhard
Stadt-Obermedizinalrat und Chefarzt der I. Medizinischen Klinik
der Städtischen Krankenanstalten Karlsruhe

Mit Kochrezepten von F. Borkeloh
Ergänzt von F. Lang
Küchenchef des West-Sanatoriums Bad Nauheim

14. Auflage

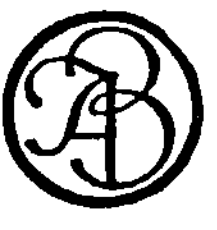

1956

JOHANN AMBROSIUS BARTH MÜNCHEN

1. Auflage 1930
2. Auflage 1932
3. Auflage 1934
4. Auflage 1935
5. Auflage 1937
6. Auflage 1938
7. Auflage 1939
8. Auflage 1940
9. Auflage 1941
10. Auflage 1942
11. Auflage 1947
12. Auflage 1950
13. Auflage 1952

ISBN-13: 978-3-540-79650-3   e-ISBN-13: 978-3-642-93605-0
DOI: 10.1007/978-3-642-93605-0

Vorwort zur 14. Auflage

Seit Jahrzehnten gehört in Deutschland die kochsalzfreie Krankenkost so sehr zum eisernen Bestand ärztlich verordneter Diäten, daß es sich fast erübrigt, darüber noch ein Wort an Ärzte zu richten. Die Erfolge sind hervorragend und werden von keinem Arzt in Zweifel gezogen. Nachdem STRAUSS und VIDAL 1902 die entwässernde Wirkung der kochsalzfreien Kost erkannt hatten, beschrieb der Amerikaner ALLEN 1922 die gute Wirkung auf den erhöhten Blutdruck. Mein Vater, Franz VOLHARD, der schon lange Jahre vor allem Herz- und Nierenkranke diätetisch behandelt hatte, griff sofort diese Anregung auf, verwendete die kochsalzfreie Kost auch für Hochdruckkranke und propagierte diese Heilweise in Deutschland mit viel Erfolg. In Amerika knüpfte man erst 1944, als KEMPNER seine Reisdiät einführte, an ALLENS Forschungen an. Seitdem hat die kochsalzfreie Diätform auch in Amerika immer mehr an Boden gewonnen.

In den vergangenen Jahren hat man sich sehr eingehend mit der Erforschung der Rolle des Kochsalzes im Organismus und mit dem Wirkungsmechanismus der kochsalzfreien Diät beschäftigt. Eine große Anzahl von Arbeiten stützten immer mehr die schon seit längerem vertretene Ansicht, daß die Wirkung der kochsalzfreien Kost auf der Einschränkung der Natriumzufuhr beruhe. Das steht im Widerspruch zu der von Franz VOLHARD und vielen anderen Autoren vertretenen Auffassung, daß das Kochsalz auf Grund seiner physikalischen Eigenschaften wassersuchtfördernd und blutdrucksteigernd wirke, und daß es nur darauf ankomme, das Kochsalz aus der Nahrung fortzulassen. Aus der Überlegung, daß das mit der Nahrung zugeführte Natrium ohne gleichzeitige Chlorzufuhr sich nicht oder nur in unbedeutender Menge zu Kochsalz ergänzen könne, wurden chlorfreie, aber natriumhaltige Salzersatzmittel geschaffen. Tatsächlich waren die Erfolge mit der kochsalzfreien Kost auch unter Zusatz dieser Kochsalzersatzmittel sehr gut, es sei nur an die Untersuchungen

KAISERS an der MARTINIschen Klinik erinnert (Seite 23).
Man kann sich des Eindrucks nicht erwehren, daß die Forderung nach Einschränkung der Natriumzufuhr, vor allem
was deren Ausmaß betrifft, doch oft etwas übertrieben wird.
Dennoch ist an der Bedeutung des Natriums für Wasserbindung und Blutdrucksteigerung heute nicht mehr zu
zweifeln.

Die 14. Auflage mußte, um die neuen Erkenntnisse zu
berücksichtigen, in ihrem theoretischen Teil weitgehend
geändert, ja fast ganz neu geschrieben werden. Auf die
schönen, noch aus der ersten Auflage stammenden klinischen Beispiele meines Vaters, die zeigen, was man mit der
kochsalzfreien Kost erreichen kann, habe ich jedoch nicht
verzichten wollen. Im Rezeptteil ist die von den Amerikanern geforderte, ganz strenge natriumarme Diät (unter
500 mg) nicht berücksichtigt worden, da sie sich im Privathaushalt nur sehr schwer durchführen läßt. Kationenaustauscher auf der Basis der dargestellten Kostform ermöglichen zwar einen sehr hochgradigen Natriumentzug,
doch ist es ratsam, sie der Klinik zu überlassen. Im Privathaushalt erzielt man eine ganz strenge natriumarme Kost
am leichtesten durch Rohkost; sie kann gemildert werden
durch besonders natriumarme Nahrungsmittel, wie sie im
Kapitel „Natrium- und Kaliumgehalt der Nahrungsmittel"
zu finden sind.

Auf den Wasserhaushalt und seine Störungen wie auf
die Hypertonie bin ich etwas ausführlicher eingegangen,
als das in früheren Auflagen geschehen war. Trotzdem sind
sie natürlich nur in sehr gedrängter Form und – im Interesse der Laien, für die unser Büchlein hauptsächlich
bestimmt ist – sehr vereinfacht dargestellt. Manchem Arzt
wird die Vereinfachung vielleicht zu weitgehend, manchem
Laien die Darstellung nicht einfach genug sein; doch hoffe
ich, daß es gelungen ist, die normalen Vorgänge und das
Wesen ihrer Störungen wenigstens in Umrissen verständlich
gemacht zu haben.

Bei der Neufassung des Themas haben mich Herr Professor WOLFF, Marburg, und Herr Professor SARRE, Frei burg, in mancherlei Hinsicht beraten. Ich möchte ihnen für ihre Kritik und Hilfe sehr herzlich danken.

Ebenso bin ich der Firma Nordmark-Werke G. m. b. H., Hamburg, die mir großzügig ihre einschlägige Literatursammlung überließ, zu großem Dank verpflichtet, besonders dem Leiter ihrer medizinisch-wissenschaftlichen Abteilung Herrn Dr. med. habil. WALTER. Die vielen deutschen und amerikanischen Kollegen, die mir ihre theoretischen und praktischen Erfahrungen zur Verfügung gestellt haben, kann ich nicht mit Namen anführen; ihnen allen sei an dieser Stelle gedankt.

Die Rezeptsammlung wurde erweitert durch Herrn F. LANG, den Küchenchef des Westsanatoriums in Bad Nauheim; auch ihm sei für seine Bereitschaft Dank gesagt.

Die Vorschläge für Speisefolgen habe ich neu gefaßt, um besonders den Bedürfnissen der Hausfrau nachzukommen.

Die neuen Erkenntnisse auf diätetischem Gebiet, die zu berücksichtigen waren, hatten zur Folge, daß leider immer mehr vom Originaltext meines Vaters abgewichen werden mußte. Doch wäre er der erste gewesen, der sie berücksichtigt hätte. Mein Bestreben war es, sein Büchlein in seinem Sinne neu zu bearbeiten und ihm die Aktualität zu geben, die es von jeher besessen hat.

Ich hoffe, daß die neuen Gesichtspunkte dazu beitragen, die Erfolge der kochsalzfreien Diät noch zu steigern. Anweisungen und Rezepte mögen weiterhin vielen Ärzten die diätetische Behandlung ihrer Patienten erleichtern und Diätassistentinnen und Hausfrauen helfen, eine natriumarme und doch schmackhafte Kost zu bereiten.

Karlsruhe, Januar 1956   *Ernst Volhard*

Vorwort zur 1. Auflage

Die kochsalzfreie Kost verwende ich seit fünf Jahren in der Behandlung von Nieren-, Herz- und Kreislaufkranken mit ausgezeichnetem Erfolg. In der Klinik ist dieser Erfolg regelmäßiger und leichter zu erzielen als im Haushalt. Wie für viele andere Pflegemaßnahmen erfüllt auch hier die klinische Behandlungszeit die Aufgabe, den Kranken mit dem Sinn und Erfolg der Behandlung vertraut zu machen, ihn auf wichtige Einzelheiten des Verfahrens hinzuweisen, ihn in der Überwindung gewisser anfänglicher Schwierigkeiten zu schulen. Denn nur dann lassen sich wirkliche Dauererfolge der kochsalzfreien Kost erzielen, wenn der Kranke diese Kost unter den häuslichen Verhältnissen mit größter Genauigkeit und Zuverlässigkeit fortsetzen kann. Die Erfüllung der letzteren Forderung hängt zu einem großen Teil ab von dem Maß technischer Vollkommenheit, mit dem im Haushalt die kochsalzfreie Kost zubereitet wird. Darüber hinaus sind wir auf die Einsicht des Kranken und seiner Umgebung, auf seine Willensstärke und sein Gesundungsstreben angewiesen. Die meisten Kranken, die den Segen der kochsalzfreien Kost an sich erfahren haben, lassen uns hier erfreulicherweise nicht im Stich.

Herr Borkeloh, unser früherer, erfahrener Küchenchef, erfüllt im vorliegenden Büchlein den Wunsch vieler hier behandelter Kranken, eine Anleitung zur Küchentechnik der kochsalzfreien Ernährung mitnehmen zu können.

Frankfurt am Main, Juli 1930   *Franz Volhard*

Inhaltsverzeichnis

I.

Über das Kochsalz und den Sinn der kochsalzfreien Krankenkost

Die kochsalzfreie Kost, wie sie im folgenden beschrieben wird, wurde in den letzten drei Jahrzehnten ausgebaut und seit 1922 erfolgreich in dieser Form verwendet bei der Behandlung von Kranken mit Blutdrucksteigerung, mit Herzmuskelschwäche, mit Angina pectoris, mit Überleitungsstörungen am Herzen; ferner bei akuten und chronischen Nierenkrankheiten während gewisser Verlaufsstadien; schließlich bei Kranken mit chronischem Bronchialkatarrh und mit Bronchialerweiterung, bei Kranken mit Ergüssen in den Körperhöhlen sowie bei verschiedenen Hauterkrankungen.

Der Zweck dieses Büchleins ist es, den Kranken, die vom Arzt eine kochsalzfreie Kost verordnet bekommen haben, das Verständnis für diese Verordnung zu erleichtern und ganz besonders ihnen zu helfen, sie auch durchzuführen.

1. Kochsalz ist ein notwendiger Bestandteil des Körpers

Wie notwendig, das können wir schon daraus erkennen, daß um den Besitz von Kochsalz Kriege geführt wurden, und daß das Kochsalz eines der wichtigsten Tausch- und Handelsobjekte in fast allen Teilen der Erde und zu allen Zeiten war. Daß es sich dabei um einen lebensnotwendigen Stoff und nicht um ein Genußmittel handelt, läßt das Verhalten der Tiere gegenüber dem Kochsalz erkennen und wurde bei zufällig beobachteten oder absichtlich herbeigeführten Zuständen der schweren Kochsalzverarmung an Menschen und Tieren festgestellt.

Die Körperflüssigkeit aller Tiere enthält Kochsalz und der Organismus bemüht sich, den Salzgehalt möglichst konstant zu halten.

Die Süßwasserfische besitzen z. B. noch gar nicht im einzelnen ge-
klärte, raffinierte Methoden, um in der sie umgebenden Flüssigkeit
mit niedrigerem Kochsalzgehalt den Kochsalzspiegel der eigenen
Gewebe hochzuhalten, d. h. weder Kochsalz an die Umgebung ab-
zugeben, noch auch - was viel leichter eintreten könnte - durch
Wasseraufnahme die Körpersalze zu verdünnen und dabei aufzu-
quellen. Auch Meeresfische bringen es fertig, ihren Salzgehalt, der
nicht höher zu sein pflegt als der der Süßwasserfische, durch eine
komplizierte Regulation gegenüber der höheren Salzkonzentration
des sie umgebenden Meerwassers aufrechtzuerhalten.

Der Kochsalzgehalt der Körperflüssigkeiten, und zwar
des Blutes und des zwischen den Zellen befindlichen Ge-
webssaftes, beträgt etwa 6 g im Liter, während die Zellen
selbst sehr viel kochsalzärmer sind. Wie notwendig die
Aufrechterhaltung dieses „Kochsalzspiegels", d. h. die
Gleichhaltung der Kochsalzkonzentration auf einer ganz
bestimmten Höhe, ist, zeigt sich daran, daß Zustände, bei
denen der Kochsalzgehalt des Blutes nur geringgradig unter
das normale Niveau absinkt, schon lebensgefährlich werden
können. So etwas kann z. B. nach Operationen oder Ver-
brennungen und bei ausgiebigen Entzündungen (Lungen-
entzündung) eintreten, Zuständen also, bei denen das
Kochsalz verlorengeht oder kochsalzhaltige Blutflüssigkeit
(entzündliche Ergüsse) sich in bestimmten Regionen des
Körpers ansammelt, wodurch der Kochsalzgehalt des
Blutes vorübergehend absinken kann. Starke Kochsalz-
verluste gibt es gelegentlich bei Aderlässen, bei profusen
Durchfällen oder anhaltendem Erbrechen und kommen
nach sehr starken Schweißverlusten vor, denn außer im
Urin wird auch im Schweiß Kochsalz ausgeschieden.

In den englischen Mienen kam es um die Jahrhundertwende vor,
daß die von der schweißtreibenden Arbeit in der Hitze der Gruben
erschöpften und ausgedursteten Bergarbeiter, sich nach der Schicht
auf bereitstehende Wasserkübel stürzten und riesige Mengen tranken.
Kurz danach brachen sie unter Krämpfen zusammen und manche
starben sogar. Diese „miners desease" war ein Rätsel, bis der große
englische Physiologe HALDANE der Werksleitung empfahl, dem Trink-
wasser eine bestimmte Menge Kochsalz zuzufügen. Schlagartig hörte
die Krankheit auf. HALDANE hatte erkannt, daß die Männer durch
das übermäßige Schwitzen Wasser und Salz verloren hatten, und daß

sie, wenn sie nur Wasser tranken, den Rest ihres Blut- und Gewebssalzes
so stark verdünnten, daß der zunächst noch normale Kochsalzspiegel
auf einmal stark absank, wodurch der bedrohliche Zustand eintrat.

Ähnliche Zustände können bei bestimmten Vergiftungen,
z. B. durch Sublimat, auftreten, die die Nieren so schädigen,
daß sie nicht mehr in der Lage sind, die erforderliche Koch-
salzmenge im Körper zu bewahren, sondern zuviel Salz
mit dem Harn durchlassen (und zwar durch Verhinderung
der Rückresorption). Auf einem ähnlichen Vorgang beruht
die Wirkung mancher harntreibenden Mittel (= Diuretica),
z. B. der Quecksilberpräparate, die die Nieren vorübergehend außerstande setzen, Kochsalz und damit auch Wasser zurückzuhalten. Auch bei hochgradiger Zuckerkrank-
heit kann es zu einer Kochsalzverarmung des Körpers kommen, weil der Körper im Bestreben, den Zucker aus dem
Blut durch die Nieren auszuscheiden, sehr viel Kochsalz
mit ausschwemmt. Diese Gefahr wird verstärkt durch den
starken Durst, den die Zuckerkranken gewöhnlich haben.
Wenn man nämlich in relativ kurzer Zeit große Mengen
von Flüssigkeit zu sich nimmt und dadurch eine große
Harnmenge erzeugt, so verdünnt man nicht nur das Blut-
und Gewebskochsalz zwangsläufig, sondern man schwemmt
auch Kochsalz aus. Es ist daher nicht etwa eine bajuwarische
Eigentümlichkeit, zum Bier Salzbrezeln und gesalzene Radis
zu essen. Die Eigentümlichkeit mag allenfalls der oft riesige
Bierkonsum sein, der Hunger nach gesalzener Zukost dabei
ist ein gesunder Instinkt.

Da stets mit dem Harn (in geringerem Grade auch mit
dem Stuhl und mit dem Schweiß) Kochsalz verlorengeht,
ist der Nachschub von Kochsalz mit der Nahrung notwendig. Der Gehalt der Nahrungsmittel an Kochsalz ist sehr
unterschiedlich. Da, wie gesagt, alle tierischen Lebewesen
Kochsalz enthalten, so erlauben Nahrungsmittel tierischer
Herkunft nie eine *völlig* kochsalzfreie Kost. Pflanzliche
Nahrungsmittel enthalten im allgemeinen sehr wenig Kochsalz. So sehen wir denn auch, daß Tiere, die in ihrer Nahrung außerordentlich wenig Kochsalz zu sich nehmen,
nämlich alle Weidetiere, sehr begierig nach Kochsalz sind.

3

Dieser Kochsalzhunger wird besonders stark bei säugenden bzw. milchgebenden Tieren, da mit der Milch recht große Mengen von Kochsalz abgegeben werden. Aber schon Pflanzenfresser, die vorwiegend von Getreide leben, haben kein Bedürfnis nach der Salzlecke. Ihnen genügen die geringen Kochsalzmengen, die in den Körnerfrüchten enthalten sind, und Fleischfresser verabscheuen das Salz geradezu. Beim Tier wird die Kochsalzaufnahme also noch durch einen sehr gesunden Instinkt zweckmäßig reguliert. Nur der Mensch hat sich angewöhnt, fast allen seinen Nahrungsmitteln, ganz gleichgültig, wie hoch ihr natürlicher Kochsalzgehalt ist, Kochsalz im Überschuß hinzuzufügen.

Aus dem oben Gesagten geht schon hervor, daß eine wirklich völlig kochsalzfreie Kost auf die Dauer mit dem Leben nicht vereinbar wäre. Das Wesen der hier empfohlenen Kostform ist die *annähernde*, d. h. *praktische Kochsalzfreiheit* der Diät. Ziel und Sinn der kochsalzfreien Diät ist es, möglichst weitgehend aus dem Körper unnatürliche und krankheitsbegünstigende Salzmengen zu entfernen und die Kochsalzzufuhr auf das lebensnotwendige Maß zu beschränken. Dieses Ziel wird dadurch erreicht, daß der Kost nicht künstlich noch Kochsalz zugefügt wird, dazu gehört natürlich auch, daß man solche Nahrungsmittel vermeidet, zu deren Konservierung Kochsalz verwandt wurde. Auch bei der strengsten Einhaltung der hier vorgeschlagenen „praktisch kochsalzfreien" Kost werden dem Körper immer noch $^{1}/_{2}$–1 g Kochsalz zugeführt und die oben beschriebenen Erscheinungen, die bei einer völligen Kochsalzentziehung eintreten können, kommen bei dieser hier dargestellten Kostform nie vor.

Bevor wir darauf eingehen, warum in manchen Krankheitsfällen die Kochsalzzufuhr mit der Nahrung so stark eingeschränkt werden muß, daß man von *praktischer* Kochsalzfreiheit reden kann, wollen wir die Frage erörtern, welche Rolle das Kochsalz im Körper überhaupt spielt. Um diese Frage – soweit das jetzt schon möglich ist – beantworten zu können, müssen wir einen kleinen Ausflug in die Chemie unternehmen.

2. Von den Aufgaben des Kochsalzes im Körper

Kochsalz (NaCl) ist chemisch betrachtet das Natriumsalz der Salzsäure (= Chlorwasserstoff = HCl). Es ist in der Körperflüssigkeit gelöst.

Salze, Säuren und Laugen lösen sich zu Atomen und Molekülgruppen auf, die nicht mehr identisch mit dem zur Lösung gebrachten Stoff sind. So löst sich das Kochsalz NaCl in Natrium- (Na) und Chlor- (Cl) Teilchen, es wird „dissoziiert". Die dissoziierten Lösungen haben nun eine besondere Eigenschaft. Ihre Teilchen sind elektrisch geladen, und zwar entspricht die Anzahl der positiven genau der Anzahl der negativen Teilchen. Eine solche Lösung kann einen elektrischen Strom leiten, was dadurch geschieht, daß die positiven Teilchen zum negativen und die negativen Teilchen zum positiven Pol wandern. Man nennt deshalb die Teilchen „Ionen" = Wanderer. Die Salze, Säuren und Laugen, die eine solche „elektrische Dissoziation" erleiden, werden „Elektrolyte" genannt.

Je nach der elektrischen Ladung unterscheidet man Kationen = positive Ionen und Anionen = negative Ionen. Diese Ionen können Atome oder Moleküle sein: z. B. NaOH (Natronlauge) wird dissoziiert in Na-Kationen und OH-Anionen, aus Wasserstoff und Sauerstoff bestehende Moleküle. Bei der Lösung von Kochsalz (NaCl) bildet Natrium (Na) das Kation und Chlor (Cl) das Anion. 10 g Kochsalz enthalten 3,93 g Natrium und 6,07 g Chlor.

In jeder derartigen „ionendispersen" Lösung sind wie gesagt soviele Kationen wie Anionen vorhanden. Es besteht also ein Ionengleichgewicht. Wäre es aufgehoben, so wäre die Lösung nicht mehr elektrisch neutral, da entweder die positiven oder die negativen Ionen überwiegen würden. Die Anzahl der Teilchen bestimmt in jeder Art von Lösung den „osmotischen Druck". Er ist für alle Gewebe wichtig, da er den Quellungszustand der Zellen mitbestimmt.

In einer dissoziierten (ionendispersen) Lösung verhalten sich die Ionen wie *selbständige Stoffe*, die unabhängig voneinander Reaktionen eingehen können. Nur das Ionengleichgewicht muß erhalten bleiben. Verschwindet also aus einer Lösung ein Kation - etwa durch ein Zellmembran hindurch -, so muß auch ein Anion auswandern, oder es muß ein anderes Kation von außerhalb der Zellmembran in die Zelle eintreten. So können die Na- und die Cl-Ionen sich trennen, indem ein Na-Ion etwa aus der die Zelle umgebenden Flüssigkeit in eine Zelle hineindiffundiert und dafür ein Kalium-Ion aus der Zelle in das Zellzwischengewebe wandert. Oder ein Chlor-Ion kann auswandern und statt dessen ein OH- oder HCO_3-Ion einwandern lassen.

5

Mit diesen Vorgängen, die für den Stoffwechsel eine sehr große Bedeutung haben, die aber im einzelnen sehr kompliziert sind, brauchen
wir uns hier nicht weiter zu beschäftigen.

Von großer Bedeutung für das Verständnis der Rolle,
die das Kochsalz spielt, ist aber, daß die Na- und die Cl-
Ionen (wie alle anderen Ionen natürlich auch) *selbständige
Wirkungen* ausüben, daß das Kochsalz also *chemisch* nicht als
Verbindung wirkt, wenn es sich in Lösung befindet.

Da die Menge des Kochsalzes die aller anderen Elektrolyte im Blut, in der Lymphe und der Flüssigkeit der Gewebsmaschen übersteigt, spielt es für die Konstanterhaltung
der Ionenzahl in diesen Säften die entscheidende Rolle.
Eine der für den Organismus wichtigsten Eigenschaften
des Kochsalzes ist seine Fähigkeit Wasser zu binden. Das
ist nicht nur mit dem osmotischen Druck zu erklären,
sondern damit, daß es die Quellung des Gewebseiweißes
ermöglicht. Und zwar ist dies eine Wirkung des Natriums
und hat nichts mit dem Anion Chlor zu tun. Kaliumchlorid
nämlich bewirkt das Gegenteil, es entzieht dem Gewebseiweiß das Wasser, worauf die harntreibende Kraft des
Kaliums beruht. Kalium ist also ein Gegenspieler (Antagonist) des Natriums, während das Chlor offenbar bei
diesen Vorgängen nur die Rolle eines Mitläufers spielt,
der durch irgendein anderes Anion ersetzt werden kann.
So wie Kalium entquellend und damit harntreibend wirkt,
so wirkt Natrium immer wasserbindend und gewebsquellend. Daher ist Kochsalz-, d. h. Natriumentzug auch
stets mit Wasserverlust, Abnahme der Blutmenge und des
Gewebsdruckes verbunden, Kochsalzaufnahme immer mit
der gegenteiligen Wirkung verknüpft. Die Wirkung auf
die Harnausscheidung ist immer als Versuch des Körpers
anzusehen, die Natriumkonzentration der Gewebsflüssigkeiten wieder zu normalisieren.

Wir begegnen hier der gleichen erstaunlichen Fähigkeit
zu regulieren, die wir überall dort finden, wo bestimmte
Werte konstant gehalten und wechselnden Anforderungen
angepaßt werden müssen, wie bei der Temperatur, der
Atmung, der Blutdruckregulation, der Aufrechterhaltung

des Blutzuckerspiegels und unendlich vielen anderen. In all diesen Fällen wissen wir über die Regulationsvorgänge schon vieles, aber noch nicht alles. Der Wasserhaushalt und damit der des Kochsalzes und anderer Elektrolyte ist vielfach gesichert, sei es durch die Funktion des Hypophysenhinterlappens (bei dessen Ausfall es zu einem schwer beherrschbaren Wasser- und Salzverlust kommt), sei es durch Hormone der Nebenniere (Cortison, Aldosteron u. a.), deren Ausschüttung wieder durch den Hypophysenvorderlappen geregelt wird, der seinerseits den Impuls zur Hormonproduktion wahrscheinlich durch das Zwischenhirn erhält.

Aber auch andere Hormone (z. B. die der Schilddrüse und das Insulin) üben einen Einfluß auf den Wasserhaushalt aus.

Von den Störungen des Wasserhaushalts interessieren uns hier besonders die, bei denen zuviel Wasser im Organismus zurückgehalten wird, ein Zustand, der als „Ödem" in Erscheinung tritt. Zwar können dafür verschiedene Gründe vorliegen, von denen die ungenügende Kochsalz- (und damit Wasser-) Ausscheidung nur *einer* ist. Aber da wir wissen, daß alle Wasseransammlungen im Körper nur möglich sind über die Wirkung des Kochsalzes – oder richtiger des Natriums –, so sind auch (fast) alle durch den Natriumentzug und damit die kochsalzfreie Kost angreifbar.

Da auch in der Ödemflüssigkeit und im Blut des Ödemkranken ganz normale Kochsalzkonzentrationen gefunden werden, so könnte man annehmen, durch Dursten ließe sich die Kochsalzwasserausschwemmung in Gang setzen. Das ist aber, wie wir noch sehen werden, nicht so leicht wie durch Kochsalzentzug zu erreichen. Bei dem Auftreten von Wasserretention (Ödemen) ist die Kochsalzausscheidung gestört, und zwar nicht etwa, weil die Nieren „zu schwach" sind, es zu bewältigen (das mag auch vorkommen), sondern weil in dem schon erwähnten Zwischenhirn-Nebennierensystem offenbar eine Störung vorliegt, also auf dem Wege der Befehlsübermittlung zwischen der Stelle, die das Zuviel an Kochsalzwasser im Blut (und im Gewebe?) feststellt und der Niere als Ausscheidungsorgan.

Aber nun dürfen wir schon nicht eigentlich mehr von „Kochsalz" reden, denn – und damit kommen wir auf die oben angeführte Trennung des Kochsalzes in Kation Na und Anion Cl zurück – nur das *Natrium*, nicht das Chlor, ist verantwortlich für das Zurückbleiben des Kochsalzes im Organismus; und die Natriumausscheidung wird durch ein bestimmtes Hormon der Nebennierenrinde, das Aldosteron, geregelt.

Gibt man einem Wassersüchtigen kein Natrium (d. h. praktisch kein Kochsalz) mehr, so kommt es zur Harnflut (Diurese) und auch Kochsalz wird ausgeschieden, denn jeder Harn enthält wenigstens etwas Kochsalz und durch den Kochsalzentzug muß das im Körper angesammelte Kochsalz ausgeschwemmt werden.

Natürlich gehört zu jedem Na-Ion auch ein Anion, aber das muß nicht Chlor sein. Man könnte erwarten (und hat das lange angenommen), daß die Unterbrechung der Chlorzufuhr die gleiche Wirkung habe wie die der Na-Zufuhr. Aber Chlor kann weitgehend durch andere Anionen (bes. HCO_3) oder Eiweißstoffe ersetzt werden, so daß der Erfolg der Chlorbeschränkung (die ohnehin schwer durchführbar ist) nicht deutlich wird. Daß sie nicht ganz ohne Erfolg zu sein braucht, zeigt der Umstand, daß nach heftigem Erbrechen, wobei vorwiegend Cl (als Salzsäure = HCl) verloren wird, eine Austrocknung eintritt mit schweren Salzmangelerscheinungen und daß dieser Zustand durch Kochsalzzufuhr sofort zu beheben ist. Dieser Wasserverlust tritt nicht ein, wenn man ein anderes Anion als Ersatz des Cl gibt, woraus hervorgeht, daß unter ungewöhnlichen Verhältnissen auch das Anion und nicht nur das Kation Na für den Wasserhaushalt entscheidend werden kann. Auch bei der kochsalzfreien Kost kommt es zu einer starken Einschränkung der Chlorausscheidung im Urin - daran stellen wir ja im allgemeinen fest, ob die Kost wirklich kochsalzfrei ist. Aber nicht nur weil Cl im Körper in reichlichem Maße vorhanden ist, sondern besonders weil es weitgehend ersetzt werden kann, ist der Einfluß der Chlorverarmung in der Nahrung weniger deutlich und wirkungsvoll als der des Natriumentzuges.

Es ist daher auch verständlich, daß bei einem durch Kochsalzentzug entwässerten Wassersüchtigen außer durch Kochsalzzulage auch durch Natriumzufuhr die Ödeme

wiederkehren, nicht aber, wenn man nur Chlor zuführt.
Denn ihm fehlt ja das Natrium, um mit dem zugeführten
Cl wieder genügend Kochsalz zu bilden, während genug
Anionen (Cl und als dessen Vertreter vor allem HCO_3)
vorhanden sind, um bei der Natriumzufuhr wieder ein dis-
soziiertes Natriumsalz (entweder $NaHCO_3$ = Natrium-
bikarbonat oder $NaCl$) entstehen zu lassen.

II.

Bei welchen Krankheiten ist die kochsalzfreie Krankenkost notwendig?

1. Die Wassersucht

Wie schon aus dem vorigen Kapitel hervorgeht, ist bei *jedem Zustand von Wassersucht* und jeder Neigung zur Wasserzurückhaltung im Gewebe (dazu gehören auch die abendlichen Anschwellungen der Knöchel) die *ganz ungesalzene Kost unbedingt angezeigt.*

Das Wesen dieses Zustandes besteht darin, daß aus dem Blut eine schwach eiweißhaltige Lösung der Blutsalze in die Maschen des Gewebes austritt und nicht in der normalen Weise und Zeit ins Blut aufgesaugt wird, sondern außerhalb der Blutbahn liegenbleibt. Da im Blut das Kochsalz alle anderen gelösten Bestandteile weit überwiegt und in einer Menge von 6 g pro Liter enthalten ist, kann man die Wassersucht definieren als eine krankhafte Störung in der Wiederaufsaugung und Ausscheidung des normal oder zu reichlich ausgetretenen Kochsalzwassers zurück in die Blutbahn.

Es ist verständlich – nach dem, was wir oben über die Beziehung zwischen Wasserretention und Kochsalz gesagt haben –, aber auch jederzeit leicht zu beobachten, daß da, wo eine Wasseransammlung im Gewebe oder die Neigung zu dieser Störung besteht, nichts stärker das Liegenbleiben von Kochsalzwasser in den Maschen des Gewebes fördert als die Zufuhr von Wasser bei gleichzeitiger Zufuhr von Kochsalz.

Die Ursache dieser Störung kann sehr verschieden sein. Sie kann auf einer Blutstauung, sei es durch Herzschwäche, sei es – bei örtlich begrenzten Ödemen – durch Verschluß (etwa eine Venenthrombose = Verstopfung durch Blutgerinnsel) oder Abschnürung einer Vene oder eines Lymphgefäßes, sie kann auf einer Nierenerkrankung beruhen. Es

kommt auch bei Störungen der Eiweißzusammensetzung
des Blutes zu Ödemen, darauf beruht z. B. das Hunger-
ödem, das nicht nur durch Unterernährung in Gefangenen-
lagern auftritt, sondern auch bei manchen Darm- und Bauch-
drüsenerkrankungen, die die Aufsaugung des Nahrungs-
eiweißes unmöglich machen, und bei Nierenkranken, wenn
sie zuviel Eiweiß mit dem Urin verlieren.

Die Ödeme können allgemein sein, dann sieht schon der
Laie an der Schwellung der Haut (die bei Fingerdruck
eine längere Zeit bleibende Delle hinterläßt), daß eine
Wassersucht besteht. Das allgemeine Ödem kann je nach
seiner Ursache verschieden sein in Verteilung und Aussehen: die Ödeme der Nierenkranken verteilen sich über
den ganzen Körper, die der Herzkranken sind nur in den
„abhängigen Partien" des Körpers festzustellen, folgen also
mehr dem Gesetz der Schwere als die der Nierenkranken.

Ödeme können auch *örtlich begrenzt* sein. Ein lebens-
bedrohlicher Zustand ist z. B. das Lungenödem mit blutig-
schaumigem Auswurf und rasselnder Atmung. Hier muß
die Entwässerung sehr schnell vor sich gehen, was durch
einen Aderlaß gelingt oder durch die Ableitung großer
Mengen von Blut in die Haut, etwa durch einen Senfwickel
(„unblutiger Aderlaß"). Auch im Zwischengewebe des
Gehirns kann es zur Flüssigkeitsvermehrung kommen,
wobei rasender Kopfschmerz, Erbrechen, Neigung zu
Krämpfen, Sehstörungen auftreten. Im bedrohlichen Anfall
hilft auch hier der Aderlaß. Das Ziel ist immer, zunächst
die Blutmenge zu vermindern und die Flüssigkeit aus dem
Zwischengewebe zum Übertritt in die Blutbahn zu ver-
anlassen. Zu den Formen der lokalen Wassersucht gehören
auch die Ansammlungen von Flüssigkeit in Hohlräumen
des Körpers, wie dem Brustfellraum (Pleuraerguß bei Herzschwäche usw.), dem Bauchraum (Bauchwassersucht,
„Ascites", bei Leberstauung durch Herzschwäche oder
infolge chronischer Lebererkrankungen usw.) und dem
Herzbeutel.

Welche Mechanismen im einzelnen zu diesen Störungen
führen, kann hier nicht erörtert werden, die Theorien hier-

über können ein dickes Buch füllen. Grundsätzlich kann
man folgende Ursachen unterscheiden:
1. Erhöhung des Venendrucks durch ungenügende Lei-
   stung des Herzens (oder lokal durch Verschluß einer
   Vene) und damit Erhöhung des Druckes in den feinsten
   Gefäßen, den Kapillaren, durch die ja normalerweise
   auch der Wasseraustausch zwischen Blut und Gewebe
   erfolgt. Durch die Drucksteigerung ist aber der Trans-
   port vom Blut ins Gewebe größer als die Wiederaufsaugung.
2. Schädigung der Kapillaren und Erhöhung der Durch-
   lässigkeit für die Blutflüssigkeit.
3. Störung der chemischen Zusammensetzung des Blutes
   und (oder) des Gewebes, insbesondere Änderung der
   Eiweißart oder -menge, aber auch Störungen im Ka-
   tionengleichgewicht (K: Na).
4. Störungen in der hormonalen Regulation des Natrium-
   stoffwechsels.

Allen Formen der Wassersucht ist während der Ödem-
entstehung eines gemeinsam: der Durst. Das ist verständlich, denn durch die Abwanderung oft sehr großer Flüssigkeitsmengen aus dem Blut ins Gewebe vermindert sich die
Blutmenge, und der Durst ist das Bedürfnis danach,
sie wieder aufzufüllen. Erst bei der Aufsaugung der Ödeme
und dem Einsetzen der Harnflut läßt der Durst nach.
Schränkt man beim Wassersüchtigen nur die Wasserzufuhr
ein und gibt eine relativ trockene, normal gesalzene Kost,
so wird der Durst unerträglich. Erst wenn man das Kochsalz ganz aus der Kost wegläßt, muß – da ja jede Urin-
ausscheidung auch Salzausscheidung bedeutet – der Kochsalzspiegel im Gewebe absinken. Der Durst verschwindet
fast schlagartig, und das Wasser aus den Gewebsmaschen
wird ausgeschwemmt. Wie stark der Salzverlust den Was-
sergehalt des Gewebes vermindert, geht daraus hervor,
daß schon beim Normalen das Körpergewicht bei kochsalzfreier Kost um 1–2 kg abnimmt.

Und wie stark Kochsalz die Wassersucht begünstigt,
läßt sich ermessen, wenn man bedenkt, daß durch 6 g Koch-

salz, die außerhalb der Blutbahn liegenbleiben, 1 Liter Wasser zurückgehalten wird. Auch bei den lokalen Ödemen und der Wassersucht der Höhlen sieht man sehr gute Erfolge der kochsalzfreien Kost, die dann nicht einmal unbedingt eine Trockenkost sein muß, obwohl am Anfang zu empfehlen ist, auch die Flüssigkeitszufuhr einzuschränken. *Alle* lokalen Ödeme sprechen auf kochsalzfreie Kost an, die natürlich nicht sofort wirken kann und in akuten Fällen mit einem blutigen oder unblutigen Aderlaß oder einer Punktion eingeleitet werden muß.

Alle Maßnahmen in der Behandlung der Wassersucht zielen darauf ab, das angesammelte Wasser aus dem Körper zu entfernen: gelänge es nicht dabei, auch das *Kochsalz* mit zu entfernen, so wären alle Mühen vergeblich. Gelingt es umgekehrt, durch harntreibende Mittel (Diuretika), die alle zugleich salztreibende Mittel sind – wie z. B. Quecksilberpräparate (Salyrgan, Rediralt, Novurit), Diuretica der Purinreihe (Euphyllin, Deriphyllin u. v. a. m.) oder andere, unter denen als besonders wirksam das Diamox und das Orpitan (Diuretikum Heumann) genannt seien – Kochsalz in den Harn zu treiben, so geht das Wasser mit, oder es verläßt auf anderem Wege, wie Haut und Lungen, den Körper; ohne Salz bleibt das Wasser nicht im Körper zurück.

Mit einigen der erwähnten Mittel gelingt es der heutigen Medizin, Unglaubliches in der Behandlung der Wassersucht zu leisten. Fälle, die früher hoffnungslos verloren schienen, gelingt es heute zu entwässern. Daß solche Wassersüchtigen 20, 30 ja 50 Liter Wasser in einigen Wochen ausscheiden, ist keine Seltenheit, wobei natürlich auch ungeheure Mengen von Kochsalz herausbefördert werden. Die Anwendung dieser Diuretika ist nicht erlaubt ohne ärztliche Verordnung, da manche von ihnen für die Nieren schädlich sein können, oder andere wieder für manche Krankheitszustände ungeeignet sind.

Schließlich kann man neuerdings die Entsalzung durch eine Maßnahme fördern, die es verhindert, daß das Na der Nahrung resorbiert wird. Es wird im Darm durch einen „Kationenaustauscher" (Natrantit

oder Masoten) abgefangen. Diese Methode darf nur unter strengster
ärztlicher - besser klinischer - Überwachung erfolgen und ist nicht
für eine Dauerbehandlung geeignet, da die Gefahr besteht, daß andere
Kationen (bes. Kalium und Calcium) zu stark entzogen werden. Zur
Überwachung dieser Behandlung ist eine fortlaufende Kontrolle aller
Salze im Blut notwendig, was - selbst mit der modernen Apparatur
des Flammenphotometers - umständlich und kostspielig ist.

Nun kommt die zweite und schwerere Aufgabe, die
Kranken in diesem glücklich und mit viel Mühe erreichten
Zustand der Entwässerung zu halten, der zugleich einen
Zustand der Entsalzung bedeutet und, wie gesagt, ohne
diese nicht zu erreichen ist.

Ist es nicht unlogisch, diesen mühsam erreichten Zustand
gleich wieder zu gefährden dadurch, daß man sorglos erneut
Kochsalz mit der Nahrung zuführt? In sehr vielen·Fällen,
besonders von Herzwassersucht, ist der erreichte Zustand
der Entwässerung labil, unbeständig, der Kreislauf bleibt
geschwächt, das Herz bedarf weiter der Schonung und
Nachhilfe. Durch nichts läßt sich besser eine Schonung
herbeiführen und eine Wiederkehr der Wasseransammlung
verhüten als durch ein wirklich strenges Ausschalten des
Kochsalzes aus der Nahrung.

Die erwähnte Methode der medikamentösen Beseitigung
der Wassersucht ist ein recht angreifendes Verfahren. Dem
Herzen wird eine große Mehrleistung zugemutet, da es ja
die aus dem Gewebe in das Blut ausgeschiedene Flüssig-
keitsmenge pumpen muß, bis sie den Körper durch die
Nieren verlassen hat. Auch das Allgemeinbefinden und der
Appetit leiden oft erheblich. Daher ist es wichtig, den einmal erreichten guten Zustand festzuhalten. Das ist im wesentlichen Aufgabe der Diät. Je strenger man in dieser das
Salz vermeidet, um so seltener hat man nötig, wieder zu
jenen zwar segensreichen, aber doch oft nicht gut zu ver-
tragenden Medikamenten zu greifen.

In ganz schweren Fällen mit sehr großer Neigung zu Wassersucht
wird allerdings das Salz und das Wasser so stark in den Geweben
zurückgehalten, daß selbst bei einer ganz ungesalzenen Kost, wie sie
hier beschrieben wird, nur minimale Spuren von Kochsalz im Harn
erscheinen, an Stelle der 0,5-1,0 g*) in 24 Stunden, die bei unserer

14

streng ungesalzenen Kost im Harn ausgeschieden werden. In solchen
Fällen, die auch bei strenger Diät das Kochsalz im Körper zurückhalten,
bleibt nichts anderes übrig, als periodisch in kurzen oder längeren
Abständen, d. h. alle 8-14 Tage oder alle Monate, wieder medikamentös zu entsalzen. Bei Einhalten einer strengen Diät gelingt es aber
meist, selbst in diesen Fällen das Wiederauftreten der Wassersucht
zu verhindern, das andernfalls unvermeidbar ist. Aber solchen Kranken
Salz in die Nahrung zu geben, um es ihnen dann mit vieler Mühe
und eingreifenden Medikamenten wieder entziehen zu müssen, ist
doch nicht vernünftig.

Wie groß die tägliche Wasserzufuhr mit der Nahrung ist,
ist oft schwer zu errechnen, auch die Messung der Urin-
menge ergibt kein genaues Maß der Wasserausscheidung
(Wasserdampfabgabe durch Atemluft und Körperober-
fläche). Eine genauere Verfolgung der Wasserbilanz wird
durch die Kontrolle des Körpergewichts ermöglicht. Deshalb sind für die Behandlung aller Kranken mit Neigung
zu Wassersucht eine Waage und die tägliche Feststellung
des Körpergewichts unerläßlich.

Ich könnte eine große Anzahl von Fällen als Beispiele anführen,
die monate-, ja jahrelang unter Wassersucht litten. Bei entsprechender
medikamentöser Behandlung verloren sie die Anschwellungen wohl
für kurze Zeit, aber diese kamen immer wieder, und die Kranken
wurden schließlich das Wasser gar nicht mehr los, bis sie endlich in
einem bedauernswerten Zustand der Hilflosigkeit in die Klinik bzw.
unser Sanatorium kamen. Wenn es gelang, sie zu entsalzen und zu
entwässern, so gelang es auch, sie fürderhin durch die ungesalzene
Kost „über Wasser" zu halten und sie dem Leben wiederzugeben.

Ein Beispiel: 58jähriger Patient. Seit 8 Jahren zunehmende Beschwerden beim Gehen. Seit 1 Jahr nach 9stündigem Spaziergang
nachts heftige Atemnot. Danach Druck in der Lebergegend. Sehr
heftige Schmerzen unter dem Brustbein in beide Arme ausstrahlend.
Ende 1935 nachts Morphiuminjektionen. 1936 zunehmende Atemnot
beim Gehen neben den nächtlichen Asthmaanfällen. Fleischverbot
ohne Erfolg. Mitte Juni Anschwellung der Füße. Kneippkur: vollkommen salzlose Ernährung, nahezu keine Flüssigkeit, sehr viel Obst.
3 Wochen lang täglich jeden Abend 1 Stunde Wadenwickel. Täglich

---

* Wo in diesem Buche Kochsalzmengen im Harn angegeben werden, beziehen sie sich
auf die Berechnung nach der gemessenen Cl-Menge. Diese Berechnung ist unexakt, wie wir
heute wissen, aber in den meisten Fällen genügt sie den praktischen Bedürfnissen.

vor- und nachmittags kalte Armbäder oder Wechselfußbäder. Kalte Lenden- und Oberschenkelwickel. Heublumensack so heiß wie erträglich auf die Leber 1 Stunde. Nachmittags Güsse mit kaltem Schlauch auf Ober- und Unterschenkel. Nach 8 Tagen (unter Digitalisgaben) Beine abgeschwollen. Nach 3 Wochen Überdruß, hat nichts mehr essen können. Bekommt eine Salzmischung, die Kochsalz enthält, zugebilligt, sonst keine Gewürze erlaubt. Widerwille bleibt gegen das sehr fettreiche Essen. In der 3. Woche kleiner Rückschlag, Atemnot. Widerwille erst bei fettarmer Kost etwas geringer, aber nicht zu überwinden, konnte die Schüssel nicht mehr sehen.

Nach 6 Wochen 4 Wochen aufs Land, viel Obst, keine Flüssigkeitsbeschränkung, das gleiche Salz wie oben, Beschwerden sofort wieder da. Mußte den größten Teil des Tages liegen, jede Nacht Atemnot. Schon beim Herumdrehen im Bett bekam er den ersten Anfall. Von 11-2 Uhr geschlafen, dann aufgewacht, alle halbe Stunden Anfall bis zu 12 in einer Nacht.

14. IX. 1936. Aufnahme in die Klinik. Geschwollen, auch im Gesicht, Leber enorm gestaut, sehr großes, erweitertes Herz, kein Klappenfehler. Venendruck stark erhöht (230 mm Wasser).

Unter Strophanthin und bei salzfreier gemischter Kost sofort gute Diurese (Harnausscheidung), erheblich in den 2 Tagen der Ansäuerung (2300-2400), gewaltig nach einem Quecksilber-Diuretikum (4100 mit 26 g NaCl). In 5 Tagen waren über 65 g Salz ausgeschieden. Nach 8 Tagen Venendruck 90 mm. Spaziergänge ohne Beschwerden. Nach 14 Tagen ödemfrei und ohne Beschwerden entlassen mit dem Rat, bei der gemischten, gut gewürzten, aber ungesalzenen Kost weiterhin zu bleiben.

Patient hat diese Kost 7 Jahre lang streng durchgeführt, hat zwischendurch noch gelegentlich Salyrgan zur Vorsicht bekommen, jedes Jahr einige Wochen unser Sanatorium in Bad Nauheim aufgesucht, und es ging ihm ausgezeichnet. Er stieg sogar auf Berge, obwohl sein stark erweitertes Herz nicht nennenswert kleiner geworden ist. Gestorben 1943.

2. Beispiel: Dr. med. M., 67 Jahre alt. Seit 1931 Blutdrucksteigerung, 160-200 mm Hg, bemerkt Anfang September 1935 in der Sprechstunde plötzlich starke Schwäche, Durchfall, Zyanose (Blaufärbung von Haut und besonders Lippen). 2 Wochen später nächtlicher Anfall von Herzschmerz und Angstgefühl von 4 Stunden Dauer. 22. IX. 1935 Krankenhaus. Diagnose: Angina pectoris, Herzschwäche, Stauungsniere. Bekommt vom ersten Tag an jede Nacht Morphium. Alle 2 Tage Strophanthin. Nicht salzfrei ernährt. November 1935 Verschlimmerung. Vermehrte Atemnot. Ödeme, fußballgroße wasser-

16

süchtige Anschwellung des Hodensacks. Röntgenologisch Stauungs-
erguß in den Rippenfellräumen beiderseits. Punktion vom Arzt
als zwecklos abgelehnt, es kämen doch höchstens 150 ccm heraus.
Verschlechterung, Appetit völlig verschwunden, lebt von 4 Eigelb
am Tage. Dezember 1935 nach Hause entlassen. Weiterhin Dilaudid,
Verodigen, Deriphyllin. Ödeme unverändert. Seit Ostern 1936 weitere
Verschlechterung. Atemnot bei der kleinsten Bewegung. Kein Strophanthin mehr. Nachts immer Morphium. Vom sehr tüchtigen Inter-
nisten als hoffnungslos aufgegeben.

Juli 1936 Aufnahme in die Klinik. Enorm abgemagert. Atemnot
schon in Ruhe, Zyanose, starke Beinödeme und riesiges Skrotalödem.
Rippenfellerguß rechts, Leberschwellung, Venendruck 160 mm Hg.
Sehr großes und schlaff erweitertes Herz. EKG: schwere Myokard-
schädigung bei regelmäßigem Puls mit Extrasystolen.

Behandlung: Streng salzfreie Trockenkost. Sofort Pleurapunktion[1]:
2000 ccm, 4,1 g NaCl; 2 Tage später nach Ansäuern auf Novurit-
zäpfchen 2200 ccm Urin mit 3,4 NaCl; 3 Tage später 2. Pleurapunktion
1400 ccm, 7 g NaCl; 4 Tage später 1 ccm Salyrgan, 1600 ccm Urin
bei 330 ccm Flüssigkeitsaufnahme, 7 g NaCl. Ödeme und Zyanose
verschwunden. 8 Tage später 3. Pleurapunktion 1500 ccm, 7 g NaCl.
Danach auf Hg = Quecksilber-Präparate 2100 ccm Urin (10,5 g NaCl)
bei 410 ccm Aufnahme. 6 Tage später nach Ansäuern dasselbe Hg-Präparat 2000 Urin (12,6 g NaCl) bei 330 Aufn. Im ganzen, ungerechnet
die sonstige Tagesausscheidung, 51,6 g NaCl. 14 Tage später 4. Pleurapunktion 1100 (6,1 g NaCl). 14 Tage später nach 3tägigem Ansäuern
Hg-Präparat: 2700 mit 13,4 NaCl. Röntgenaufnahme: Wesentliche
Verkleinerung und Tonisierung des Herzens. 2 Wochen später
6. Pleurapunktion: 1200 (6,5 g NaCl). Lederknarren. Medikamentös:
Anfangs 4 Wochen Digilanid, 3mal 10 Tropfen 4 Tage lang und 3 Tage
Deriphyllinzäpfchen. 3 Wochen Pause, dann wieder intermittierend
Digilanid 4 Tage abwechselnd mit 3 Tagen Deriphyllin.

Erfolg: Nach 4 Wochen ist volle Kompensation erreicht, die ungeheure Schwäche ist verschwunden, Patient ist auf, geht spazieren, fühlt
sich sehr wohl, hat großen Appetit, Puls dauernd 60 in der Minute.

Der Kollege hat sich an die salzfreie Kost ganz gewöhnt und
empfindet den Umschwung wie ein Wunder. Er stellt sich ab und zu
vor. Gelegentlich war noch eine Pleurapunktion oder eine vorbeu-
gende Salyrganinjektion nötig. Es ging ihm bei strenger Einhaltung
der salzfreien Kost ausgezeichnet.

Er hat 1941 eine sehr schwere Grippe mit mehrtägigem hohem

---

[1] Pleurapunktion = Ablassen des Rippenfellergusses durch eine eingestoßene Hohlnadel.

Fieber gut überstanden. Sein enorm erweitertes Herz ist nicht mehr kleiner geworden. Er kam mit kleinen Gaben von Herzmitteln aus und trank nicht mehr als 300 bis höchstens 400 ccm Flüssigkeit in 24 Stunden. Gestorben 1943.

Auf die medikamentöse Behandlung dieser Zustände gehe ich absichtlich in diesem Buch, das auch für Laien bestimmt ist, nicht ein. Sie ist Sache des Arztes. Hier handelt es sich um die Durchführung der *Nachbehandlung* und um die *Verhütung von Rückfällen*, und da muß der Kranke mit Energie und Verständnis mithelfen, sonst ist alle ärztliche Liebesmühe vergebens.

2. Entzündungen

Die zweite Anzeige ergibt sich daraus, daß *jede Entzündung* mit einer Schwellung – d. h. eben mit Austreten von flüssigen Blutbestandteilen in das Gewebe – einhergeht. Daher hat die kochsalzfreie Kost auch immer eine *entzündungswidrige Wirkung*, besonders wenn sie zusätzlich wasserarm, als *kochsalzfreie Trockenkost* verabreicht wird.

Schon beim einfachen *Schnupfen* mit starkem, wäßrigem Ausfluß aus der Nase kann man sich von der günstigen Wirkung der salzfreien Trockenkost leicht überzeugen. Die Nasenschleimhaut schwillt ab, der Ausfluß läßt nach, und die Atmung durch die Nase wird frei.

Ist das beim gewöhnlichen Schnupfen mehr lehrreich als wichtig, so ist diese Beobachtung doch ein sehr wertvoller Hinweis auf die Möglichkeit, die Qualen des *Heuschnupfens* mit der salzlosen Kost zu beseitigen.

Ich hörte von einem Patientenehepaar, die beide entsetzlich unter Heuschnupfen zu leiden hatten, daß sie zwar ihre Allergie behalten haben, aber bei streng salzfreier Kost so wenig unter ihrem Heuschnupfen leiden, daß sie sich seitdem an einer blühenden Wiese erfreuen können.

Die gleiche abschwellende und entzündungshemmende Wirkung macht sich bemerkbar bei chronischen *Luftröhrenkatarrhen* mit massenhaftem Auswurf, bei den Ausschwit-

zungen entzündlicher Flüssigkeit aus dem Rippenfell in die
Brusthöhle, aus dem Bauchfell in die Bauchhöhle und aus
den Hirnhäuten in die Schädelhöhle.

3. Bluthochdruck
(Hypertonie)

In den unter 1 genannten Fällen von (nichtentzündlichem)
Hirnödem, das nicht selten bei Kranken mit Bluthochdruck
vorkommt, haben wir mit einer ganz ungesalzenen Kost
oft außerdem einen so günstigen Einfluß auf den abnorm
erhöhten Blutdruck beobachtet, daß wir eine dritte Anzeige
der salzlosen Kost in dem *Bluthochdruck* erblicken.

Es wird heute – auch von Patienten – so viel über Blutdruck geredet, daß wir uns doch kurz vergegenwärtigen
wollen, was das eigentlich ist.

Das Herz ist ja eine Pumpe, die Flüssigkeit, nämlich Blut pumpt.
Das aus den Körpervenen in das Herz strömende Blut wird in die
Lungen, das aus den Lungenvenen strömende Blut wird in die Körper-
schlagader (Aorta) weitergepumpt. Dabei entsteht in dieser ein Druck,
der sich fortpflanzt bis in die kleinsten Verzweigungen aller Schlagadern. Mit jeder Verzweigung wird der Druck etwas niedriger. In
den feinsten Röhrchen, den Blutkapillaren, ist der Druck nur noch
sehr gering, so daß schon ein kleiner Druck von außen genügt, um
die Durchblutung der Haut zu unterbrechen, so daß sie blaß wird.
Ein Druck herrscht in den Gefäßen aber auch während der Pausen
zwischen den Herzschlägen. Er ist natürlich niedriger als während
das Herz pumpt.

Wären die Schlagadern starre Röhren aus Metall oder Glas, so wäre
der Druck in dieser Pause Null (wenn man vom hydrostatischen
Druck absieht). Aber die Röhren sind elastisch und der Pulsschlag
dehnt sie aus, sie werden gespannt, und die elastische Spannung treibt
das Blut auch in den Herzpausen weiter. Dort, wo das Blut eigentlich
gebraucht wird, nämlich in den Blutkapillaren, wo der Sauerstoff und
die Nährsubstanzen aus dem Blut in die Gewebe abgegeben werden,
pulsiert der Blutstrom nur noch so wenig, daß die Pulsation im
Allgemeinen nicht mehr wahrnehmbar ist. Hier wird die Strömung
fast nur noch durch die Elastizität der Gefäße (die allerdings bei
jedem Herzschlag neu „aufgeladen" wird) aufrechterhalten.

19

Den Druck während der Herzkontraktion (des Pulses) nennen wir systolisch (Systole = Kontraktion der Herzkammer), den während der Pause diastolisch (Diastole = Füllungszeit der Herzkammer).

Diese Unterscheidung ist so besonders wichtig, weil es verschiedene Ursachen für die Blutdrucksteigerung gibt und man diese vielfach an dem Verhalten der beiden Blutdruckwerte erkennen kann.

Es wäre falsch, wollte man alle Änderungen des Blutdrucks nur auf die unmittelbare Wirkung mechanischer Faktoren (Änderungen der Gefäßelastizität, des Gefäßlumens, Herzauswurfmenge usw.) zurückführen. Die Aufrechterhaltung des Blutdrucks geschieht durch eine ganze Reihe von ineinandergreifenden Regulationssystemen, die zu erörtern hier zu weit führen würde. Steigerung oder Senkung des Blutdrucks über das Maß der normalen Schwankungsbreite hinaus bedeutet eine Störung dieses Regulationssystems, und diese Störung wird weitgehend - aber nicht ausschließlich - von solchen mechanischen Faktoren verursacht. Im folgenden sei deshalb kurz festgestellt, wie weit Veränderungen anatomischer oder funktioneller Art der Gefäße, und wie weit solche der Förderleistung des Herzens zur Blutdrucksteigerung führen können.

Werden die Gefäße, wie meist im Alter, weniger elastisch (Arteriosklerose = Aderverkalkung), so nähert sich das Verhalten dem bei starren Röhren: Weil die Gefäßwände nicht elastisch nachgeben, steigt der Druck beim Einpressen des Blutes natürlich viel stärker an, als wenn die gleiche Menge Blut in ein elastisches - d. h. ja nachgebendes - System hineingedrückt würde. Der Druck*abfall* im gesamten Gefäßgebiet ist während der Systole auch um so geringer, je weniger die Gefäße dehnbar sind, der systolische Druck ist daher dort, wo wir ihn messen, höher als normal. Der diastolische Druck aber sinkt ab (theoretisch müßte er bei ganz starren Röhren = 0 sein). Solche „arteriosklerotischen" Hochdrucke gibt es. Sie sind nie ganz „rein", weil die noch elastischen kleineren Arterien in der Peripherie sich verengern, infolge eines Reflexvorganges, der von den „Blutdruckzüglern" ausgeht. Durch diese Kontraktion in den feinsten Arterienverzweigungen wird das Abströmen des Blutes aus dem größeren Rohrsystem in die Kapillaren gebremst, so daß der Druck auch in der Pulspause (Diastole) etwas höher werden kann als normal. Behandelt man diesen „Elastizitätshochdruck", so stellt sich dann oft heraus, daß der systolische Druck nur wenig, der diastolische stark abfällt. Ist der diastolische Druck auch nur etwas erhöht (wie meistens), so wird man das als Ausdruck einer peripheren Gefäßkontraktion zu werten haben, die rückwirkend den Druck auch in den größeren Gefäßen steigert. Je höher aber der Druck in einem Gefäß, um so mehr neigt dieses zur Verhärtung und Verkalkung (Sklerosierung). Man hat also ein Interesse daran, den Druck auch bei dem „Altershochdruck" soweit zu senken wie möglich.

Wenn das Herz sehr langsam schlägt, kann ein Hochdruck dadurch vorgetäuscht werden, daß die Füllung der Schlagadern durch die seltenere, und deshalb größere Auswurfmenge des Herzens stärker wird und damit der systolische Druck ansteigt. Dabei muß aber der diastolische Druck niedrig sein, denn erstens hat das Blut mehr Zeit in die Peripherie abzulaufen, bevor die nächste Welle kommt, zweitens sind die Gefäße der Peripherie weitgestellt, weil sie sozusagen schon lange auf die nächste Blutwelle warten. Das findet man gelegentlich bei Sportlern. Hier ist der Hochdruck nicht „echt" und nicht behandlungsbedürftig.

Durch zu große Auswurfmengen bei zeitlich normal schlagendem Herzen, seltener durch zu schnelle Schlagfolge, kommt es manchmal dazu, daß das Blut nicht genug Zeit hat, diastolisch in die Peripherie abzuströmen, ehe die nächste Füllung der Aorta erfolgt. Bei diesem „Minutenvolumen-Hochdruck" ist der diastolische Druck hoch, der systolische, weil er sich gleichsam auf den diastolischen immer aufpfropft, ebenfalls erhöht, aber die „Amplitude", d. h. der Unterschied zwischen systolischem und diastolischem Druck, ist relativ gering. (Es ist möglich, daß diese Erklärung zu mechanisch ist, und daß gerade der Hochdruck bei anfallsweisem Herzjagen durch die „Blutdruckzügler" oder die ungenügende Sauerstoffversorgung des Gehirns ausgelöst wird.) Auch bei diesen Kranken ist nicht der „Bluthochdruck", sondern das Herz zu behandeln bzw. die dem – oft anfallsweise auftretenden – Herzjagen zugrunde liegende Störung (Gallenblase!).

Auf den Hochdruck bei Stauung im kleinen (Lungen-) Kreislauf will ich hier nicht eingehen, er ist kaum vom echten zu unterscheiden, man kann ihn höchstens vermuten und findet die Vermutung bestätigt, wenn durch die Herzbehandlung der Blutdruck bald wieder absinkt. Hier ist die kochsalzfreie Krankenkost angezeigt, aber nicht wegen des Hochdrucks, sondern wegen der Herzinsuffizienz und ihrer Neigung zur krankhaften Wasseransammlung im Gewebe.

Alle diese Formen des Hochdrucks sind keine echten Hypertonien. Sie werden aber oft verkannt und führen durch unnötige gegen den Hochdruck gerichtete Behandlungsmethoden oft zu stärkerer Belästigung der Betroffenen als die Sache wert ist.

Der *echte Hochdruck* zeigt eine deutliche Erhöhung des systolischen *und* des diastolischen Druckes und sein Maß wird eher durch den letzten als durch den ersten bestimmt. Der Grund für diese Blutdrucksteigerung liegt in den kleinen Arterien kurz vor der Einmündung in die Kapillaren.

Hier ist die Passage behindert, der Druck im „Windkessel" des Arteriensystems steigt an, weil der Abfluß in die Peripherie gestört ist. Die verschiedenen Formen und Ursachen dieser Störung hier zu erörtern, würde zu weit führen. Die Verengung dieser sogenannten Arteriolen kann durch Veränderungen im Aufbau der Gefäßwand entstehen oder durch eine krampfartige Zusammenziehung der Gefäßmuskulatur. Es kann auch aus dieser letzten Form die erste entstehen. Welche Form vorliegt, ist nicht immer einfach zu erkennen und spielt doch eine große Rolle, denn entscheidend beeinflussen läßt sich diese Gefäßveränderung nur, wenn sie auf einer Kontraktion der Gefäßmuskulatur, nicht wenn sie auf bleibenden Wandveränderungen beruht.

Verschiedene Stoffe, solche, die normalerweise durch Gefäßkontraktion den Blutdruck regulieren, und solche, die nur unter krankhaften Zuständen entstehen, können im Übermaß vorhanden sein und den Blutdruck erhöhen. Besonders bei der Nierenentzündung treten solche „vasopressorischen" Substanzen im Blut auf und bewirken eine Blutdrucksteigerung.

Durch mancherlei medikamentöse und auch operative Maßnahmen gelingt es oft, den Druck zu senken. Aber die schonendste und vor allem auf die Dauer sicherste ist die strikte Einhaltung einer kochsalzfreien Kost.

Das hat zuerst ALLEN (1922) gezeigt. Diese Behandlungsmethode wurde dann unter dem Einfluß von F. VOLHARD in Deutschland zu einem allgemein üblichen Verfahren, während die Amerikaner die Anregung ihres Landsmannes viel später aufgegriffen haben.

Es ist aber nicht so, wie wir früher angenommen hatten, daß die Blutmenge durch den Wasserentzug bei kochsalzarmer Kost vermindert wird und damit das Herz weniger zu pumpen hat, also auch einen geringeren Druck erzeugt. Das Entscheidende dabei ist der *Natriumentzug*. Wie dieser eigentlich wirkt, ist noch keineswegs klar. Auf jeden Fall spielen dabei die Nebennieren eine entscheidende Rolle.

Nimmt man einem Hochdruckkranken die Nebennieren heraus, so sinkt der Blutdruck hoffnungslos ab. Gibt man nun Nebennierenextrakt, so steigt er wieder an, aber nur dann, wenn auch Kochsalz vorhanden ist, nicht bei Kochsalzentzug. Aber Kochsalz allein (ohne

Nebennierenextrakt) macht keine Blutdrucksteigerung. Man kann auch beim völlig Gesunden durch Nebennierenextrakt und Kochsalz einen Hochdruck erzeugen, nicht aber durch Nebennierenextrakt allein bei kochsalzloser Kost und nicht durch Kochsalz allein (SARRE).

Nach Natriumentzug (durch Kationenaustauscher) sinkt bei Ratten der normale Blutdruck ab und bei Natriumzufuhr steigt er wieder an, nicht aber bei der Zufuhr von Chlorsalzen ohne Natrium. Wie und wo im einzelnen die blutdrucksteigernden (vasopressorischen) Stoffe angreifen, das ist noch nicht bekannt. Es gibt deren nämlich mehrere, aber es scheint so zu sein, daß die vasopressorischen Stoffe, die bei der Entstehung der Hochdruckkrankheit eine Rolle spielen, nur dann ihre Wirkung entfalten können, wenn genügend Natrium vorhanden ist, und SARRE hat sicher recht, wenn er darauf die Wirkung der kochsalz- (Na-) freien Kost bezieht. Es darf aber nicht verschwiegen werden, daß die klinische Erfahrung der letzten Jahrzehnte, in denen man sein Augenmerk nicht so ausschließlich auf das Na gerichtet hatte und z. B. Na-haltige aber Cl-freie Salzersatzmittel gestattete, sehr gut war. KAISER an der MARTINIschen Klinik hat festgestellt, daß eine durch kochsalzfreie Kost gesenkte Hypertonie durch Zufuhr von Natriumsalzen allein ebenso wenig wieder ansteigt, wie durch Na-freie, Cl-haltige Substanzen. Erst wenn man beide gibt und dadurch die Möglichkeit zur Kochsalzbildung schafft, steigt der Blutdruck wieder an. Diese Beobachtung steht im Widerspruch zu anderen und müßte nochmals in größerem Umfange nachgeprüft werden.

Als 3. Indikation für die kochsalzfreie Kost ergibt sich also der *Hochdruck*, aber nicht jede Form von Hochdruck. Die „unechte" Hypertonie bedarf der kochsalzfreien Kost nur ausnahmsweise, die „echten" brauchen sie um so notwendiger, je sicherer feststeht, daß sie auf einer Erhöhung des peripheren Widerstandes durch Kontraktion der Arteriolen beruhen. Aber auch die, bei denen schon bleibende Gefäßwandveränderungen anzunehmen sind, sollten sich der kochsalzfreien Kost bedienen, da diese Hypertonieformen nie ganz ohne spastische Komponente verlaufen. Gelingt es, diese hintanzuhalten, so kann man mit einer Verzögerung der Entwicklung rechnen.

Übrigens begünstigt die Hypertonie die Entstehung der Arteriosklerose, mit der sie ursprünglich nichts zu tun hat.

Da nun die zur Arteriosklerose führenden Fetteinlagerungen in die Innenwand der Gefäße durch einen hohen Gehalt des Blutes an bestimmten Fettarten entstehen sollen, empfiehlt es sich, neben dem Kochsalz auch alles *tierische Fett zu vermeiden* und Pflanzenfette (Öle, Margarine, Palmin u. ä.) statt Butter, Schmalz usw. zu verwenden.

Die Blutdrucksteigerung führt zu einer ständigen Belastung des Herzens, das ja nun gegen einen erhöhten Widerstand anpumpen muß. So droht bei jeder Form des Hochdrucks die Überlastung und das Versagen des Herzens, die sogenannte Herzinsuffizienz. Damit aber kommen wir zur ersten Indikation, der Wassersucht, zurück, denn auch die Herzinsuffizienz, die sich nicht durch sichtbare Ödeme, sondern durch Atemnot (Stauung in der Lunge) und Lebervergrößerung (Stauung in der Leber) verrät, geht mit Flüssigkeitsansammlungen einher, die sich aber mehr in den gestauten Organen als in der Haut abspielen.

Die Gefahren des hohen Blutdruckes drohen entweder vom Herz (Nachlassen der Herzkraft) und von den Gefäßen (Schlaganfall) oder, und das besonders bei den relativ jugendlichen Fällen in den fünfziger, vierziger oder gar dreißiger Jahren, von seiten der Nieren. Es ist nach unserer Erfahrung kein Zweifel, daß eine streng durchgeführte ungesalzene Kost den Verlauf der Erkrankung verlangsamt und die Gefahren wesentlich vermindert.

Diese Ansicht ist in den letzten Jahrzehnten von allen Prüfern bestätigt worden, so daß die kochsalzfreie Kost heute im In- und Ausland zum eisernen Bestand der Hochdruckbehandlung gehört.

4. Angina pectoris

Die Tatsache, daß die ungesalzene Kost eine Entlastung und Schonung des Herzens bedeutet, kommt besonders deutlich zum Ausdruck bei denjenigen Kranken, bei denen jede Mehrbelastung des Herzens zu jenen unangenehmen Schmerzen in der Brust führt, die als *Angina pectoris* bezeichnet werden. Diese Fälle geben eine vierte Anzeige zur Salzentziehung ab.

Die Erscheinung ist auch in Laienkreisen sehr bekannt und wird gewöhnlich mit dem Begriff der Adernverkalkung der das Herz ernährenden Kranzgefäße in Beziehung gebracht.

Normalerweise ist jede Mehrleistung des Herzens mit einer Mehrdurchblutung des Herzmuskels verbunden, dank einer äußerst feinen Regulierung der Weite der Kranzarterien des Herzens nach dem Bedarf. Ist diese Regulation beeinträchtigt – es braucht sich dabei durchaus nicht um eine Verkalkung oder um einen Krampf dieser Gefäße zu handeln –, so wächst die Blut- und Sauerstoffversorgung des Herzens mit gesteigerten Ansprüchen an den Herzmuskel nicht mehr dem Bedarf entsprechend. Dieser Zustand von momentaner Unterversorgung des Herzmuskels mit Sauerstoff äußert sich dann in der Weise, daß die empfindenden Herznerven gereizt werden, und der Kranke fühlt bei jeder Mehrbeanspruchung des Herzens einen höchst unangenehmen Schmerz unter dem Brustbein, der oft in den linken Arm, in den Unterkiefer, gelegentlich in den Bauch ausstrahlt. Nimmt die Herzarbeit ab, z. B. indem der Kranke, vom Schmerz gezwungen, stehenbleibt, so hört der Schmerz auf.

Solche Kranke bekommen bei allen möglichen Gelegenheiten, beim Heraustreten aus der Wärme in die Kälte, beim Gehen nach Tisch, bei der kleinsten Aufregung, wenn sie eine Rede halten sollen, bei Ärger, bei Angst, bei erregenden Träumen diesen Schmerz, der anzeigt, daß die Durchblutung des Herzmuskels nicht der eingetretenen Mehrarbeit des Herzens entsprochen hat.

Die Behandlung sucht den Herzmuskel zu kräftigen und die Kranzgefäße zu erweitern. Darauf gehe ich nicht ein. Uns interessiert hier wieder nur die Verhütung der Anfälle. Wenn solche Kranke eine wirklich strenge ungesalzene Kost durchführen, so hört in vielen Fällen nach einiger Zeit diese Neigung zu Angina-pectoris-Anfällen auf. Kranke, die vorher alle Augenblicke stehenbleiben mußten und eine Treppe nur ganz langsam und nie ohne Schmerzen haben steigen können, sind wieder imstande, flott zu gehen und Treppen zu steigen. Zum Wirkungsmechanismus der kochsalzfreien Kost bei Angina pectoris verweise ich auf das auf S. 22/23 Gesagte, es ist der gleiche wie beim Bluthochdruck: Herabsetzung der gefäßverengernden Wirkung des Natriums und (in geringerem Maße und nicht bei allen Kranken) Verminderung der Anforderungen an die Herzleistung durch Flüssigkeitsentzug.

Nur ein Beispiel: Ein Versicherungsdirektor aus Hamburg kam zu mir nach unzähligen vergeblichen Bemühungen, des Leidens Herr zu werden, mit dem Bemerken, er müsse sich pensionieren lassen, er könne keine Treppe mehr steigen und müsse alle Augenblicke stehenbleiben wegen der heftigen Schmerzen in der Herzgegend. Nach kurzer medikamentöser Vorbehandlung und längerer gründlicher Entsalzung entlassen mit der Vorschrift, die gelernte Diät strengstens durchzuführen, kam er zu Hause die zwei Treppen heraufgesprungen, so daß seine Frau sich vor Erstaunen nicht fassen konnte. Der Mann hat sich nicht pensionieren lassen, bekam einen Posten mit noch viel mehr Arbeit und konnte sie anstandslos bewältigen. Sobald er auf Reisen die Zügel der Diät aber locker ließ und „sündigte", meldete sich sofort der Herzschmerz wieder; es hing ganz von seiner Konsequenz ab, ob er beschwerdefrei leben konnte oder nicht. Der Zustand hat sich viele Jahre so gehalten, so daß an der außerordentlich günstigen und ausschließlichen Wirkung der Diät in diesem Fall kein Zweifel möglich ist.

Sehr lehrreich war folgende Beobachtung: Ein Kranker in den 50er Jahren klagte über häufiges Auftreten von Anfällen von Angina pectoris. Nach einer Saftfastenkur und anschließend salzfreier Kost sind die Anfälle vollkommen verschwunden, der Kranke kann weite Spaziergänge ohne Beschwerden machen. 8 Tage nach seiner Entlassung schreibt er ziemlich unzufrieden, die Anfälle seien zu Hause trotz Einhaltens der Diät fast im alten Grade wiedergekommen. Ich bitte ihn um Messung des 24stündigen Harns und Zusendung einer Probe. Die Analyse ergab 5 g Kochsalz in 24 Stunden statt 0,5 g. Ohne daß er es wußte oder merkte, waren also schwere Fehler in der Diät gemacht worden.

Ähnliches haben wir oft gesehen, nur bei sehr alten Leuten mit hochgradiger Verkalkung der Koronargefäße hat uns die ungesalzene Diät im Stich gelassen.

5. Hautkrankheiten

Auf die Fälle von entzündlichen Veränderungen der *Haut*, Ekzem, Neurodermitis, Akne vulgaris, bei denen die kochsalzfreie Kost günstig wirkt, möchte ich nicht näher eingehen. Hier scheint die richtige Mischung, d. h. eine bessere „Equilibrierung" der Salze richtiger zu sein als die einfache Kochsalzentziehung. Dafür ist ein Gemisch von verschiedenen Salzen, wie es im Meerwasser vorkommt, und ist sogar der innere Gebrauch von Meerwasser empfohlen und mit Erfolg angewandt worden. Hier ist das Salzgemisch, das als „Titrosalz" im Handel ist, angezeigt, das aber Kochsalz enthält und daher für die erwähnten kochsalz*frei* zu ernährenden Krankheitsfälle *nicht* in Betracht kommt.

Viel wichtiger als die Salzarmut der Nahrung und die Equilibrierung der Salze ist übrigens in diesen Fällen, in denen es sich vielfach um einen Zustand von Überempfindlichkeit (Allergie) meist gegen einzelne bestimmte Nahrungsmittel handelt, herauszufinden, für welche Nahrungsmittel der Kranke überempfindlich ist. Das kann mit systematischer Prüfung der einzelnen Speisen auf ihre Hautwirkung ermittelt werden.

6. Cortison- und ACTH-Behandlung

Schließlich muß noch darauf hingewiesen werden, daß alle die Kranken, die wegen irgendeiner Krankheit (Rheumatismus, Herzinnenhautentzündung, Asthma usw.) mit ACTH oder Cortison behandelt werden, eine kochsalzfreie Kost einhalten müssen. Sie halten nämlich Natrium in ihren Geweben zurück und neigen deshalb zur Ödembildung. Nicht so streng braucht die kochsalzfreie Kost bei Prednison (Decortin, Hostacortin, Ficortril, Deltacortril u. a.) und Prednisolon eingehalten zu werden, die wirksamer als Cortison sind und weniger Nebenerscheinungen verursachen.

III.

Richtlinien für die Zubereitung der kochsalz-freien Krankenkost

1. Der Gehalt der Nahrung an Natrium und Kalium

Es ist gar nicht leicht, eine praktisch kochsalzfreie Kost zu erreichen. Die Unterlassung jeder küchenmäßigen Kochsalzzugabe zu den Speisen genügt nicht. Darüber hinaus muß vielmehr die Ausschaltung kochsalzreicher Nahrungsmittel und Speisen aus dem Kostplan gefordert werden, denn das Kochsalz wird nicht nur zur Konservierung von Nahrungsmitteln oft angewandt, sondern auch gebraucht, um küchentechnisch minderwertigere Nahrungsmittel schmackhafter zu machen oder eine minderwertigere Zubereitung zu verdecken.

Gerade bei der Ausschaltung kochsalzreicher Nahrungsmittel pflegen Laien bei der häuslichen Durchführung der kochsalzfreien Kost Fehler zu machen. Es sei daher besonders darauf hingewiesen, daß nur Nahrungsmittel in allerbestem Zustand verwandt werden dürfen und daß die küchentechnische Zubereitung mit viel größerer Sorgfalt als gewöhnlich zu erfolgen hat.

Alle Nahrungsmittel mit einem mittleren und hohen Kochsalzgehalt in der kochsalzfreien Küche sind streng zu vermeiden.

Verboten sind also alle mit Salz konservierten oder schmackhaft gemachten Nahrungsmittel, insbesondere gepökeltes und geräuchertes Fleisch (einschließlich Würste), marinierte und geräucherte Fische, alle Fleisch-, Fisch- und Gemüsekonserven. Verboten sind ferner alle handelsüblichen Käse-, Brot- und Margarinesorten.

Alle diese Nahrungsmittel werden jetzt auch „kochsalzfrei", d. h. ohne Zusatz von Kochsalz hergestellt, worauf wir noch eingehen werden. (Die Anschriften der Bezugsquellen finden Sie am Ende des Buches.)

Es soll ja aber nicht nur die zusätzliche Salzung der Speisen ganz unterlassen, sondern möglichst die gesamte *Natrium*zufuhr eingeschränkt werden, dort, wo die kochsalzfreie Kost angezeigt ist, und zwar wird im allgemeinen angestrebt, eine Zufuhr von 500 mg Na nicht zu überschreiten.

Es ist von mancher Seite die Forderung laut geworden nach einer Tabelle, aus der der Natriumgehalt der Nahrungsmittel hervorgeht. Es gibt solche Tabellen, aber wir haben uns aus mancherlei Gründen nicht entschließen können, eine derartige, alle einzelnen Nahrungsmittel erfassende Aufstellung hier abzudrucken.

Dafür haben wir verschiedene Gründe:

Zunächst einmal erscheinen die bisher vorliegenden Tabellen noch nicht ganz zuverlässig. Man kann nämlich nicht von einer Nahrungsmittelart verallgemeinernd behaupten, sie enthalte soundso viel Natrium, da die Schwankungen im Natriumgehalt ganz außerordentlich hoch sind. Augenblicklich wird in Mainz von Herrn Professor SCHUPHAN eine *Untersuchung des Elektrolytgehaltes* der Nahrungsmittel vorgenommen. Dabei zeigte sich, daß die Schwankungsbreite gerade bei pflanzlichen Nahrungsmitteln enorm ist. Sie ist sorten-, standort- und düngungsbedingt. Es ist daher sinnlos, das Ergebnis von einigen wenigen Untersuchungen eines Nahrungsmittels anzuführen, und das ist es, was wir meinen, wenn wir von der zu wenig gesicherten Zuverlässigkeit bisheriger Ergebnisse sprechen.

Mit der freundlichen Erlaubnis von Herrn Professor SCHUPHAN seien hier zwei Beispiele angeführt:

Siehe Tabelle nächste Seite!

Man sieht, daß die Schwankungen des Natriumgehaltes außerordentlich groß sind und bei Spinat von $^1/_8$ bis über das $2^1/_2$fache, beim Salat von der Hälfte bis zum Doppelten des Mittelwertes betragen kann.

Nahrungspflanze	Kalium in mg/100 g				Natrium in mg/100 g			
	Schwankungs-bereich	Mittelwert	Anzahl der Untersuchungen	Anzahl der Sorten	Schwankungs-bereich	Mittelwert	Anzahl der Untersuchungen	Anzahl der Sorten
Spinat (Frühjahrs- und Herbstspinat)	170–880	650	61	2	40–290	120	57	2
Kopfsalat (Frühjahrs- und Sommerkopfsalat)	280–360	320	12	3	5–20	10	12	3

Die Mittelwerte – und als solche können ja die der bisher vorliegenden Tabellen nur angesprochen werden – geben also keine Gewähr für den wirklichen Na-Gehalt der gerade zur Verfügung stehenden Nahrungsmittel. Dazu kommt, daß die von den verschiedenen Autoren angegebenen Mittelwerte untereinander sehr verschieden sind. BILLS und Mitarbeiter geben als Mittelwerte für Spinat z. B. an: Natrium 82 mg, Kalium 780 mg.

Wie wir oben schon gesagt haben, wirkt Natrium quellend und Kalium entquellend, d. h. entwässernd und harntreibend. Nun enthalten aber die meisten pflanzlichen Nahrungsmittel K-Mengen, die meist erheblich über dem Na-Gehalt liegen, aber auch sehr schwanken, was beides ebenfalls durch das SCHUPHANsche Beispiel demonstriert wird. Dieser Kaliumreichtum ist sicher einer der Gründe, weshalb sich gerade die Rohkost so sehr zum Entwässern eignet. Wie stark aber das in den Nahrungsmitteln gebundene Kalium im menschlichen Organismus das Natrium verdrängt und den Natriumgehalt der Nahrungsmittel unwirksam macht, darüber wisssen wir noch gar nichts, weder bei Normalernährten, noch bei Na-arm-Ernährten.

Es ist also nicht ganz einfach, mit einer solchen Tabelle

etwas anzufangen, und das sei am Beispiel einer solchen,
den Natrium- und Kaliumgehalt der

Gemüse

darstellenden Tabelle von C. E. BILLS, G. McDONALD,
W. NIEDERMAIER und M. C. SCHWARZ[1] gezeigt, aus der
wir hier einige Daten bringen.

	Na	*K*
	(in mg/100 g der rohen Ausgangssubstanz)	
Artischocken	**43**	430
Bohnen (grüne)	0,9	300
Blumenkohl	24	400
Endivien	18	400
Erbsen (grün)	1	370
Gurken	0,9	230
Lauch	6	510
Lettuze	7–12	140–230
Kohl	5	230
Pilze....................	5	520
Sellerie..................	**110**	400
Spargel	2–3	240–320
Spinat	**82 (120)**	780 (650)[2]
Tomaten	3	230
Zwiebel.................	1	130
Wurzelgemüse		
Beete	**110**	350
Karotten	31	410
Runkelrüben (gelb)	5	260
Runkelrüben (weiß)	37	230
Radieschen und Rettiche...	9	260
Getrocknete Hülsenfrüchte		
Weiße Bohnen...........	1	**1300**
Erbsen..................	42	**880**
Linsen	3	**1200**
Sojabohnen..............	4	**1900**

[1] J. Am. Diet. Ass. 25, 304. 1949.
[2] In Klammern die Schuphanschen Mittelwerte (s.o.)

Es zeigt sich, daß alle Gemüsesorten (im weitesten Sinne) –
und das gilt überhaupt für Nahrungsmittel pflanzlicher Herkunft – wenig Natrium, aber, viel Kalium enthalten. Betrachtet man die Tabelle genauer, so entdeckt man, daß
einige Gemüse relativ hohe Na-Werte zeigen, z. B. der
Spinat, der aber trotz des Natriumgehaltes, der fast doppelt
so hoch ist wie der der Artischocken, nicht ohne weiteres
als ungünstiger für die Na-arme Ernährung angesehen werden muß, denn das Verhältnis zwischen Na und K beträgt
bei Spinat und bei Artischocken 1 : 10. Allerdings beträgt
nach den Mittelwerten SCHUPHANS dieses Verhältnis etwa
1 : 5, ist also viel ungünstiger. Man wird somit Artischok-
ken, Spinat, aber auch – trotz des niedrigen Na-Gehaltes,
aber wegen des, verglichen mit anderen natriumärmeren
Gemüsen sehr niedrigen Kaliumgehaltes (Verh. $\pm$ 1 : 6) –
die weiße Runkelrübe als nicht besonders geeignet be-
zeichnen müssen. Ausgesprochen ungeeignet ist die Sellerie,
nicht nur, weil sie neben der roten Beete den höchsten Na-
und einen relativ niedrigen Kaliumgehalt hat, sondern weil
sie NaCl enthält und damit eine ausgesprochene „Koch-
salzpflanze" ist – eine Ausnahmeerscheinung! Übrigens
wissen die Anbauer von Sellerie das genau, sie „düngen"
den Boden mit Kochsalz – sonst die sicherste Methode,
eine Pflanze umzubringen –, und die Selleriestaude nimmt
das Kochsalz begierig auf. (Es ist daher auch anzunehmen,
daß die Na-Werte der Sellerie je nachdem, ob eine NaCl-
Düngung stattgefunden hat oder nicht, sehr schwanken,
und daß der Natriumgehalt um so höher liegt, je besser die
Sellerie ist.)
Besonders natriumarm und kaliumreich sind die frischen
und die getrockneten Hülsenfrüchte. Von ihnen sollte also
besonders reichlich Gebrauch gemacht werden. Eine Boh-
nen- oder Linsensuppe sollte als Hauptgericht in den Wo-
chenspeiseplan eingebaut werden. Ganz besonders bei
strengen Kostformen (wenn nicht wegen der blähenden
Eigenschaft der Hülsenfrüchte Vorsicht geboten ist) kann
die langweilige Obst-Reis-Diät durch so eine Suppe genau
so gut unterbrochen werden, wie etwa durch Pellkartoffeln

mit etwas Butter und Hefeextrakt. Man muß dann aber
sehr reichlich mit Suppenkräutern würzen (und sollte sich
dabei auch nicht scheuen, von Kraut und Knolle der Sellerie etwas mitzukochen), eventuell auch mit Hefeextrakt
und bei Linsensuppe mit Essig.
Jede Gemüse- (Tomatenmark- usw.) Konserve, bei der
nicht ausdrücklich die kochsalzfreie Herstellung garantiert
ist, muß als sehr kochsalzreich angesehen werden und ist
absolut verboten.

Obst und Nüsse

Vom Obst gilt das gleiche wie vom Gemüse, nur sind
hier die Na-Werte im Durchschnitt noch niedriger, so daß
es hier keine Gegenanzeige gibt. Das gilt auch für alle
Nüsse einschließlich der Kastanie. Früher wurde oft vor
Bananen gewarnt, jedoch ist ihr Na-Gehalt auch sehr niedrig. Lediglich die Olive ist Na-reich und sollte vermieden
werden.

Kartoffeln

sind sehr Na-arm (5–6,5 mg/100) und K-reich (etwa 500 mg).

Brot

Es muß entweder im Haushalt oder von einem ganz zu-
verlässigen Bäcker gesondert und streng ohne jeden Kochsalzzusatz gebacken werden; Zusatz von Kümmel kann
die Schmackhaftigkeit erhöhen. Es gibt heute sehr wohl-
schmeckende salzfreie Brotsorten, ausgezeichnete salzfreie
Zwiebacke und Lebkuchen (vgl. unter Anschriften).

Makkaroni und Nudeln

haben offenbar einen sehr wechselnden Na-Gehalt. Nach
den amerikanischen Tabellen kann man mit 3–12 mg/100 g
rechnen. Durch Kochen in reichlich Wasser und Abgießen
des Kochwassers werden sie noch einige Milligramm verlieren. Wir empfehlen nur salzfrei hergestellte Spaghetti
und Hörnchen zu verwenden (s. Anschrift), oder die Nudeln selbst nach dem Rezept Nr. 202 herzustellen.

Die üblichen aus Getreidearten einschließlich Reis hergestellten Mehle (Grieß) sind Na-arm (1–3 mg) und der Kaliumgehalt ist mäßig hoch (120–300 mg). Getreidekörner und Vollkornmehl (und -brot) scheinen etwas – aber unbedeutend – mehr Na zu enthalten (3–4 mg).

Milch

enthält wie alle tierischen Nahrungsmittel Kochsalz. Der Na-Gehalt beträgt etwa 50 mg, der K-Gehalt 140 mg in 100 ccm. Buttermilch ist sehr viel Na-reicher. Beide sollten vermieden werden.

Na-arm und daher für die kochsalzfreie Ernährung geeignet ist Sahne (30 mg/100).

Es ist sehr zu begrüßen, daß die bekannte Münchner Firma ALETE eine eingedickte Milch unter dem Namen *Aletosal* herstellt, der das Kochsalz zum größten Teil entzogen ist. Aletosal normal, „im allgemeinen mit der 1 ½ fachen Menge Wasser verdünnt", wird an Stelle von Milch unverändert als Ersatz für Sahne verwendet. Aletosal gibt es auch als Trockenmilch, die besonders für Reisen zu empfehlen ist.

Es bedeutet eine große Erleichterung, daß alle die Speisen, zu denen wegen des Kochsalzgehaltes der Milch bisher nur Rahm verwendet werden durfte, jetzt mit Aletosal hergestellt werden können, und eine große Bereicherung, daß nun auch Milchspeisen in der kochsalzfreien Kost erscheinen dürfen.

Aletosal „normal" geht von Vollmilch aus, Aletosal „fettfrei" von Magermilch.

Die Firma liefert Interessenten auf Wunsch kostenlos ein sehr brauchbares „Aletosal-Diät-Kochbuch".

Als Getränk, aber auch für andere Zwecke eignet sich sehr gut die Mandelmilch aus De-Vau-Ge-Mandelemulsion (vgl. Anschriftenverzeichnis).

Butter und Pflanzenbutter

sollen ungesalzen sein (gegebenenfalls müssen sie durch ausgiebiges Kneten in Wasser von ihrem Kochsalz befreit werden). Entsalzene Butter enthält nur ca. 5 mg Na. Die handelsübliche Margarine ist zu vermeiden, es gibt kochsalzfreie Margarine (vgl. Anschriftenverzeichnis).

Gewarnt werden muß vor

Käse

(Fett- und Magerkäse), wenn nicht die kochsalzfreie Herstellung garantiert ist. Da die Milch relativ Na-reich ist, muß angenommen werden, daß selbst der salzfrei bereitete Käse noch einen ziemlich hohen Na-Gehalt hat. Unterlagen darüber liegen bis jetzt noch nicht vor. Auf die Möglichkeit Streu- (Parmesan-) Käse durch Hefeflocken zu ersetzen sei hingewiesen (vgl. S. 42).

Eier

enthalten 80 mg Na, der Dotter nur 26 mg, das Eiklar 110 mg Na (100 mg Kalium).

Fleisch und Fische

enthalten im Gegensatz zu den meisten pflanzlichen Nahrungsmitteln von Natur aus Kochsalz, und zwar durchschnittlich etwa soviel wie unsere eigenen Körpergewebe. Auch bei uns ist die Körper*zelle* relativ salzarm, während sich rund 6 g Salz in einem Liter Blut und Gewebssaft befinden. Fleisch und Fisch enthalten durchschnittlich 1 g auf 1 Pfund. Da mengenmäßig Fleisch nur einen kleinen Teil der Gesamtnahrung ausmacht, braucht außer bei ganz strenger kochsalzfreier Kost dieser Kochsalzanteil von Fleisch und Fischen nicht allzu hoch veranschlagt zu werden. Es darf aber natürlich keinerlei Salz zugefügt werden, und es dürfen keine Waren benutzt werden, bei deren Konservierung Kochsalz verwendet wurde (hierzu gehören auch alle in Gläsern und Büchsen eingemachten Fleischgerichte).

Inzwischen hat aber eine größere Anzahl von Fleischereien die Herstellung kochsalzfreier Würste, Schinken und Fleischkonserven aufgegriffen, so daß der Speiseplan auch in dieser Hinsicht keine großen Verzichte mehr fordert. Häufig enthalten diese kochsalzfreien Nahrungsmittel einen Salzersatz, dann ist es wichtig zu wissen, ob dieser chlor- oder natriumfrei ist. Es wird ausdrücklich auf S. 44 ff. verwiesen!

Der Natriumgehalt verschiedener Fleischsorten sei hier (nach der Tabelle von C. E. BILLS u. Mitarb.) aufgeführt. Die oben geäußerten Bedenken gegen solche Tabellen gelten auch hier, aber einen ungefähren Anhaltspunkt können die einzelnen Positionen doch geben.

Fleischsorte	Na	K
Hammel	**80–100**	340–380
Kalb	48	330
Kaninchen (zahm)	34–47	400
Rind	51	360
Schwein	58	260
Geflügel		
Huhn Brust	78	320
Bein	110	250
Ente Brust	68	360
Bein	96	210
Gans Brust	76	420
Bein	96	420
Pute Brust	40	315
Bein	92	340
Rebhuhn Brust	35	160
Bein	44	190

Innereien

	Na	K
Gehirn (Schwein; wahrscheinlich auch von anderen Tieren)	**150**	340
Bries (Thymus) vom Rind	96	360
Herz vom Rind	90	160
von der Pute	69	240

Innereien	Na	K
Leber vom Kalb....................	**110**	380
von der Gans	**140**	230
vom Schwein...............	77	350
von der Pute..............	51	160
Zunge vom Rind	100	330
Niere vom Rind....................	**210**	310

Alles was vom Fleisch gilt, gilt auch von den *Fischen.*
Die Ansicht, daß Seefische kochsalz- (bzw. Na-) reicher
seien als Flußfische, ist irrig. Jedoch werden Fische, wenn
sie nicht lebend transportiert werden, oft zur Frischerhal-
tung mit Salzlösungen behandelt. Seefische sind also besonders gut zu waschen, möglichst einige Zeit zu wässern.
Der Na-Gehalt bewegt sich zwischen 50 und 100 mg%,
bei den meisten Fischen um 80 mg%. Bei Austern schwankt
er enorm (73–505 mg%), Hummer ist Na-reich (210–325!).

Getränke

An Tafelwässern kommen bei der kochsalzfreien Kost nur
solche in Betracht, die fast kochsalzfrei sind. Sehr kochsalzarm sind Lauchstädter Brunnen, die Georg-Viktoria-Quelle
Wildungen und die Vilbeler Sportquelle. Kochsalzfrei ist die
Saalfelder Gralsquelle und das Gasteiner Thermalwasser.

Bier und Wein enthalten rund 80 mg Na. im Liter, sind also
auch nur mit Zurückhaltung im Kostplan zu verwenden.

Bouillon aus Würfeln usw. ist verboten. Natürliche
Fleischbrühe enthält geringe Mengen von Kochsalz, kann
aber in der Küche Verwendung finden.

Inhalationswässer und Abführmittel

Auch zum Inhalieren dürfen selbstverständlich keine
kochsalzhaltigen Wässer verwandt werden. Dasselbe gilt
für Brunnenwässer zum Abführen, die vielfach sehr kochsalzreich sind (Karlsbader Salz). Wenn überhaupt salzhaltige
Abführmittel notwendig werden sollten, dann ist reines
Magnesiumsulfat (1 Weinglas einer 10–20%igen Lösung)
zu verwenden.

2. Gewürze

Es gelingt relativ leicht, den faden Geschmack der kochsalzfreien Diät zu beseitigen und die Speisen schmackhafter zu machen und dem jeweiligen Geschmack anzupassen, wenn die Auswahl *anderer Gewürze* sorgfältig getroffen wird.

Vielfach wird noch aus alter Gewohnheit bei Nierenkranken und Kranken mit Wassersucht zu einer *ungewürzten* oder „*reizlosen*" Kost geraten in der Meinung, daß die Nieren durch Gewürze „gereizt" würden. Das ist verkehrt.

Es ist leicht nachzuweisen, daß die Gewürze die krankhaften Vorgänge, die sich in der Niere abspielen, nicht beeinflussen. Es kommt nur darauf an – und gar nicht mit Rücksicht auf die Niere –, daß das Salz vermieden wird. Aber gerade deshalb, weil wir das Salz nicht wegen seiner vermeintlichen reizenden, sondern wegen seiner wasserhaltenden Eigenschaften verbieten *müssen*, gerade deshalb müssen als Ersatz dieses schwerst zu ersetzenden Gewürzes *alle anderen Gewürze*, die es gibt, angewandt werden.

Besonders wertvoll sind Essig, Zitrone, Tomaten, Zwiebeln, Meerrettich, alle Laucharten einschließlich Knoblauch und vor allem alle Suppenkräuter.

Auch alle anderen Gewürze sind in beliebiger Menge erlaubt. Auf ihre große Bedeutung hat Prof. K. WACHHOLDER hingewiesen:

Die Aufrechterhaltung der Vitamin-C-Wirksamkeit im Organismus ist an die gleichzeitige Zufuhr von Vitamin-C-Oxydasen geknüpft, deren Fehlen trotz genügender C-Zufuhr zu einem Skorbut (= C-Avitaminose) führen kann. Die Vitamin-C-Verwertung steigt bei gleichzeitiger Oxydasenaufnahme, die in hohem Maße durch die Gewürzkräuter vermittelt wird, deren Fermentgehalt auch in getrocknetem Zustand erhalten bleibt. In gleicher Weise, aber in geringerem Maße sind Obst und Salate wirksam.

Es ist ein Irrtum, daß Pfeffer und andere Gewürze *Durst* verursachen. Das scharfe, brennende Gefühl, das Pfeffer und Paprika auf der Zunge hinterlassen, verschwindet schnell und hat nichts mit *Durst* zu tun, wie er nach salzhaltigen Speisen auftritt. Auch der noch ·viel verbreiteten Volksmeinung von dem nierenschädlichen Einfluß dieser

Gewürze, insbesondere von Pfeffer, Paprika und Senf, kann
auf Grund der klinischen Erfahrungen mit aller Bestimmt-
heit entgegengetreten werden. Dementsprechend nehmen
diese pflanzlichen Würzmittel in den nachstehenden Rezepten einen großen Raum ein. Beim *Senf* ist besonders
darauf hinzuweisen, daß er von reinem Senfmehl selbst
bereitet oder salzfrei bezogen werden muß, da der handelsübliche fertige Senf einen nicht unwesentlichen Gehalt an
Kochsalz aufweist.

CLÄRE PEIFER hat (1938) in ihrer Doktorarbeit unter Lei-
tung von Prof. MARTINI (Bonn) sich eingehend mit der
kochsalzfreien Kost, ihrer Zubereitung und Wirtschaftlich-
keit beschäftigt. Über die Geschmacksverbesserung durch

3. Küchenkräuter

und in- und ausländische Gewürze äußert sie sich folgendermaßen:

„Die einheimischen Kräuter kann man in frischem und
getrocknetem Zustand anwenden. Frische haben stärkere
Würzkraft. Man braucht daher kleinere Mengen. Vom
Frühjahr bis zum Spätherbst sind sie in den meisten Ge-
müsegeschäften zu haben. Wenn sie nicht vorrätig sind,
können sie. durch die Geschäfte täglich vom Großmarkt
besorgt werden. Frisch müssen sie bald gebraucht werden.
Da sie sehr ergiebig sind, reichen sie länger aus, als sie sich
frisch aufbewahren lassen. Man muß sich schon die kleine
Mühe machen, sie zu trocknen, um sie vollständig aus-
nutzen zu können.

Sie werden in kleinen Bündeln auf dem Speicher aufgehängt und
in der trockenen Luft (nicht in der Sonne oder am Feuer) getrocknet.
Oder aber man breitet sie auf einer Pappe möglichst im Speicher aus
und wendet sie öfter. Die so getrockneten Kräuter ergeben derartig
kleine Mengen, daß es wirtschaftlich ist, sie gleich als Trockenkräuter
zu kaufen. 10 g kosten im Kräuterhaus 10 Pfennig. - Man bewahrt
die verschiedenen Sorten in kleinen Blechdosen auf und gebraucht
nach Bedarf davon. Kleine Mengen reichen für das ganze Jahr aus.

Man stößt häufig auf die Ansicht, daß die Küchenkräuter

frisch verbraucht werden müssen. Das stimmt aber nicht. Ich habe in den Wintermonaten nur getrocknete Kräuter angewandt.

Von Liebstöckel und Pimpernelle lassen sich die Blätter nicht trocknen. Man bekommt statt dessen ihre Wurzeln, die, weil sie weniger aromatisch sind, in größerer Menge zugesetzt werden müssen.

Petersilie, Schnittlauch und Thymian sind das ganze Jahr über frisch zu haben, Lavendel bis Ende Dezember.

Es gehört einige Erfahrung zur Behandlung und Anwendung der Kräuter. Erst nach einiger Zeit lernt man das richtige Maß und die Variationsmöglichkeiten für die verschiedenen Gerichte kennen. Trockene Kräuter werden fein zerrieben, frische auf einem Holzbrett gewiegt. Es empfiehlt sich, das Brett vorher in heißes Wasser zu tauchen, weil sonst die Würzstoffe in das Holz eindringen und verlorengehen. Ein gequollenes Brett saugt sie nicht mehr auf.

An Küchenkräutern und Gewürzen stehen zur Verfügung:

Küchenkräuter:	Verwendung:
Basilikum	Salate, Gemüse, Braten, Tunken, Kräuterbutter
Beifuß	Salate, Gemüse, Schweinebraten, Gänsebraten, Kräutertunke, Kräuterbutter
Bohnenkraut	Schnitzelbohnen, Kartoffelsuppe
Borretsch ("Gurkenkraut")	Salate, Rindfleisch, Kräutertunke
Brunnenkresse	Salate, Kräutertunke
Dill	Salate, Fisch
Estragon ("Essigkraut")	Salate, Kartoffelsuppe, Kräutertunke, Kräuterbutter
Kerbel	Tomatentunke, Kräutertunke, Kräuterbutter, Kerbelsuppe
Knoblauch	Salate, Braten, Tunke
Koriander	Möhren, Gulasch, Gebäck
Lavendel	Kräutertunken
Liebstöckel	Salate, Gemüse, Rinderbraten, Kartoffeln, Kräutertunke, Kräuterbutter
Majoran	Braten, Salate, Kartoffeln, Gemüse, Kräuterbutter, Kräutertunken

Küchenkräuter:	Verwendung:
Meerrettich	Salate, Rindfleisch
Petersilie	Salate, Gemüse, Kartoffeln, Kräuterbutter, Kräutertunken
Pfefferminze	Salate, Gemüse
Pimpernelle	Salate, Kräutertunken
Porree	Suppen
Rettich	Salate
Rosmarin	frische Erbsen, Rinderbraten, Tunken
Salbei	frische Erbsen, Möhren, grüne Bohnen, Braten, Kräuterbutter
Schnittlauch	Kartoffeln, Kräutertunken, Brotaufstrich
Sellerie	Salate, Suppen, Kräutertunken
Thymian	Salate, Bratkartoffeln, Braten, Suppen, Kräuterbutter, Kräutertunken
Tripmadam	Salate, Tunken
Weinraute	Kartoffelsalat, Tomatentunke, Kräutertunke, Brotbelag
Ysop	Salate
Zitronenmelisse	Salate, Gemüse, Kräutertunken
Zwiebel	Salate, Gemüse, Kartoffeln, Braten, Tunken

Einheimische Gewürze:	Verwendung:
Kapern	Tunken, Ragout, Königsberger Klops, Salate
Kümmel	Kartoffeln, Weißbrot, Schwarzbrot, Salattunken, Weißkraut
Mohn	Brot, Gebäck
Paprika	Kartoffeln, Gemüse, Tunken, Kräuterbutter
Tomaten	Salat, Braten, Kartoffeln, Reistunken, Brotbelag
Wacholderbeeren	Rouladen, Sauerkraut

Ausländische Gewürze:	Verwendung:
Curry	Tunken, Gemüse, Reisspeisen
Ingwer	Gemüse, Gebäck
Lorbeerblatt	Fleischtunken, Gemüse, Ragout
Mazisblüte	Ragout
Muskatnuß	Kartoffeln, Gemüse, Reis, Tunken, Gebäck
Nelken	Gemüse, Gebäck
Pfeffer	Salate, Braten, Gemüse, Tunken, Gebäck

Ausländische
Gewürze: Verwendung:

Piment	Gemüse, Tunken, Ragout, Fisch
Senfpulver	Fleisch-, Salattunken
Vanille	Kompotte, Breie, Gebäck
Zimt	Kompotte, Breie, Gebäck
Zitrone	Salate, Gemüse, Fleisch, Tunken

Es ist zu verstehen, daß viele lieber nach alter Gewohnheit in den Salztopf greifen und ein Gewürz für alles gebrauchen. Das ist natürlich viel bequemer als mit Kräutern zu würzen, bei denen man bedacht sein muß, die richtigste Auswahl zu treffen."

Sehr wichtig ist, daß man mit den Kräutern immer wieder wechselt, um keine Eintönigkeit aufkommen zu lassen. Diesem Gesichtspunkt haben eine Reihe von Firmen in sehr geschickter Weise Rechnung getragen und zum Teil Pulver von Würzkräutermischungen und von reinen Kräutern in den Handel gebracht. Wir verweisen auf die Rubrik „Würzkräuter" im Anschriftenverzeichnis. Auch auf die „Anweisung zum Pflanzen von Würzkräutern" S. 169 wird hingewiesen.

4. Hefe- und Fleischextrakte u. ä.

Neben den Gewürzkräutern gibt es eine Reihe von Präparaten, die sich zum Teil sehr gut zum Würzen der kochsalzfreien Speisen eignen. Ein Teil dieser Präparate ist wegen des – wenn auch geringen – Kochsalzgehaltes nur mit Zurückhaltung und mit besonderer Genehmigung des Arztes zu verwenden, dann nämlich, wenn die Strenge der Kochsalzfreiheit der Kost etwas gemildert werden darf.

Zu den *kochsalzfreien* Würzstoffen dieser Art gehören in erster Linie eine Reihe von Hefepräparaten. Diese werden nicht aus der üblichen Bier- (Back-) Hefe hergestellt, sondern aus einer Hefeart (Torula utilis), die in großen Mengen und daher recht preiswert auf Zuckerlaugen gezüchtet wird, die bei der Zellstoffgewinnung aus dem Holz herausgelöst

werden. In getrocknetem Zustand kommt diese Hefe als
Pulver oder Flocken auf den Markt. Sie bildet eine hoch-
wertige Nahrungsbereicherung durch ihren hohen Gehalt
an gut verdaubarem Eiweiß und Vitaminen. Diese „Nährhefe" ist unter verschiedenen Bezeichnungen im Handel.
Das Anschriftenverzeichnis unterrichtet über die Bezeichnungen und Bezugsquellen. Nährhefe und Hefeflocken sind
in Reformhäusern (s. Anschriften) zu beziehen.

Diese Nährhefe kann zur Fleischstreckung, als Brotbelag, als
Parmesankäseersatz auf Reis, Makkaroni, Spaghetti, Kartoffelbrei, als
Zusatz zu Salaten, zu Krautsalat, Endiviensalat, roten Rüben verwendet werden. Die Trockenhefe kann bei längerem Gebrauch einen
starken Widerwillen erzeugen. Es ist also zu empfehlen, sie nicht
ständig zu verwenden. Zur Abwechslung empfehlen sich Hefeextrakte,
von denen es ebenfalls heute eine größere Anzahl unter verschiedenen
Namen gibt, sie werden etwa so wie Fleischextrakt und Maggiwürze
angewandt. Der kräftige Wohlgeschmack dieser Extrakte, der den
Eigengeschmack der Speisen hebt und nie als lästig empfunden wird,
macht sie zu einem beliebten Würzmittel für die salzfreie Kost. Man
kann sie für die meisten nicht süßen Speisen verwenden, insbesondere
für Suppen, Soßen, Gemüse, Eintopfgerichte sowie auch für Fleisch-
und Fischgerichte und für Salate. Sie können sogar als Brotaufstrich
mit Butter gut verwendet werden.

Zu den Würzstoffen, die wegen ihres geringen Kochsalzgehaltes in beschränktem Umfange genommen werden dürfen, die also nur für Kranke in Betracht kommen, die keine
strenge Diät durchführen müssen, gehört die weitverbreitete
und beliebte *Maggiwürze*. Sie enthält in einem Tropfen
8 mg Kochsalz. 10–15 Tropfen am Tag sind also noch
erlaubt, wenn die Kost im übrigen wirklich kochsalzfrei ist.

Liebig Fleischextrakt wird ohne Kochsalzzusatz hergestellt, enthält aber eine Konzentration des im Fleisch
natürlicherweise vorhandenen Kochsalzes bis zu etwa 4%.
1 g enthält also 40 mg Kochsalz. Auch hiervon dürfen,
wenn der Arzt eine leichte Milderung der Kochsalzfreiheit
der Kost gestattet, 3–4 g täglich verwendet werden. Man
achte aber streng darauf, daß man nicht durch allzu aus-
giebige Würzung mit Maggi und Liebig Fleischextrakt den
Sinn der kochsalzfreien Kost gefährde.

5. Kochsalzersatzmittel

Wer lange Zeit salzfrei lebt und sich damit der natürlichen Ernährung, wie sie der der freilebenden Tiere entspricht, wieder nähert, den wird der Mangel an Kochsalz
oft nicht mehr stören. Im Gegenteil, der Eigengeschmack
der Speisen kommt nun stärker zur Geltung. Mancher ist
durch den Kochsalzentzug zum Feinschmecker geworden.
Bis aber dieses Stadium erreicht wird, sind die Geschmacksempfindungen für die schwächeren Reize des Eigenaromas
der Speisen nicht fein genug, da die Geschmacksnerven ab-
gestumpft sind durch den viel gröberen Reiz des Kochsalzes.
Die Kranken, die auf kochsalzfreie Kost umschalten müssen, empfinden ihre Speisen als fade, so daß die Eßlust
darunter leidet und die Versuchung zu „sündigen" oft über-
mäßig wird.

Die Heilmittelindustrie hat sich daher bemüht, Ersatz-
mittel zu schaffen, die dem Geschmack des Kochsalzes
möglichst nahekommen, die aber nicht wie dieses im Organismus Wasser zurückhalten und die Blutdrucksteigerung
begünstigen.

Ausgehend von der Annahme, daß das Chlor der Be-
standteil des NaCl sei, der für die Wasserbindung im Organismus verantwortlich ist, wurde ursprünglich bei der
Herstellung der Kochsalzersatzmittel darauf Wert gelegt,
nur solche Salze zu verwenden, die kein Cl enthielten. Aus
einer Summe mehrerer chlorfreier Salze wurden von verschiedenen Firmen eine Reihe von Kochsalzersatzpräpa-
raten hergestellt, die sich alle insofern bewährt haben, als
Kranke, die bei kochsalzfreier Kost entwässert waren,
durch Zusatz dieses Salzes keine neuen Ödeme bekamen
und ihr Gewicht konstant hielten.

Es hat sich aber herausgestellt, daß diese Bewertung des
Chlors beim Kochsalzentzug nicht gerechtfertigt ist. Von
den Chlorsalzen hat nämlich nur das Natriumchlorid (Kochsalz) im Organismus das Vermögen, Wasser zu binden,
während andere Chlorverbindungen, z. B. die mit Kalium,
Magnesium, Kalzium, Ammonium, Litium ausgesprochen

wassertreibende (diuretische) Eigenschaften haben. Auch
die Zufuhr von Salzsäure (HCl, aus der das NaCl entstehen
kann) führt nicht zur Ödemvermehrung.

Ich habe im ersten Kapitel auf die Bedeutung des Natriums für Wassersucht und Blutdrucksteigerung hingewiesen. Dieser Rolle des Natriums tragen einige neuere Kochsalzersatzmittel Rechnung. Sie sind natriumfrei, aber neben anderen Alkalien, die an Chlor gebunden sind, enthalten sie relativ große Mengen von Kalium. Dieses wirkt nicht nur diuretisch, sondern verhindert weitgehend auch die Resorption von Natrium. Sie haben also außer dem geschmackskorrigierenden auch noch einen medikamentösen Wert, sind also mehr als nur ein „Salzersatz". Derartige natriumfreie Salzersatzmittel sind: *Sina-Salz* (Nordmark-Werke), *Sagisal* (Sagitta-Werk) und „*Diät-Bisalz natrium-frei*" (Natura-Werk). Man kann sie, ohne die Wirkung der kochsalzfreien Kost zu beeinträchtigen, der Nahrung zufügen.

Da eine etwa drei Jahrzehnte alte Erfahrung lehrt, daß man auch mit solchen Kochsalzersatzmitteln, die (auf Grund alter theoretischer Vorstellungen) zwar Natrium enthalten, aber chlorfrei sind, die Wirkung der kochsalzfreien Kost nicht merklich verschlechtert, sollen auch diese Kochsalzersatzmittel hier angeführt werden. Es empfiehlt sich aber, sie nur dann zu nehmen, wenn die kochsalzfreie Kost zur Beseitigung oder Verhütung einer Wassersucht (z. B. bei Herzkranken) verordnet worden ist. Wenn der Blutdruck dagegen gesenkt werden soll, oder wenn eine Nierenentzündung oder Angina pectoris der Grund für die kochsalzfreie Kost ist, sollte man sich an die natriumfreien Salzersatzmittel halten, wenn man nicht überhaupt lieber auf diese doch nicht ganz genügende Korrektur des Geschmacks verzichten will.

Auf keinen Fall dürfen Natrium-freie und Chlor-freie Salzersatzmittel zusammen verwendet werden, da sonst das Chlor des ersten mit dem Natrium des zweiten wieder Kochsalz bildet! So ist es z. Z. in Krankenhäusern und Sanatorien gelegentlich vorgekommen, daß in der Küche mit Chlor-freiem Salz-

ersatz gekocht und am Tisch mit Natrium-haltigem Salzersatz nachgesalzen wurde. So etwas muß den Erfolg der
kochsalzfreien Kost beeinträchtigen.

Ein Teil der Kochsalzersatzmittel ist nicht kochbeständig,
d. h. sie verändern sich beim Kochen und verlieren den
Salzgeschmack. In die Küche gehören nur die kochbeständigen Salzersatzmittel, während am Eßtisch auch die koch-
unbeständigen Verwendung finden können. Im folgenden
seien die verschiedenen Salzersatzmittel aufgeführt, die wir
auf Grund eigener Erfahrung empfehlen können.

Kochbeständig	Nicht kochbeständig	Herstellerfirma
Na-frei		
„Diät-Bisalz natriumfrei"		Natura-Werk, Hannov.
KAHLER-Kalium-Diätsalz		Kahler & Co., Berlin-Tempelhof
	„Sagisal" (Sagitta-Salz)	Sagitta-Werk, München 15
Sina-Salz		Nordmark-Werke G. m. b. H., Hamburg
Cl-frei		
Curtasal		Curta & Co., Frankfurt a. M.-Fechenheim
„Diät-Bisalz chlorfrei"		Natura-Werk, Hannover
Gertos-Salz		A. Krone & Co., Buchschlag/Hessen
Hensels Diätsalz		Henselwerk, Magstadt b. Stuttgart
KAHLER-Diätsalz DBP. (vorm. Renal)		Kahler & Co., Berlin-Tempelhof

Kochbeständig	Nicht kochbeständig	Herstellerfirma
Cl-frei		
	Titro-Salz Spezial[1]	Nordmark-Werke, G. m. b. H., Hamburg
	Sinechlor	Chemische Fabrik Tempelhof, Preuß & Temmler, Berlin-Tempelhof

Alle Kochsalzersatzmittel haben den Nachteil, daß ihr Geschmack hinter dem des Kochsalzes zurücksteht. Manche schmecken leicht laugig. Viele Kranke verzichten deshalb bald ganz auf Salzersatz und ziehen die Würzung der Speisen mit den natürlichen pflanzlichen Würzen vor. Ja, viele befreunden sich unter der Mithilfe dieser Würzmittel so gut mit der kochsalzfreien Kost, daß sie nicht mehr zur kochsalzhaltigen Küche zurückkehren und sogar die Verfeinerung ihrer Geschmacksempfindungen dankbar anerkennen. Weinhändler haben die auffallende Verbesserung ihrer Zunge gerühmt.

Auch Dr. C. PEIFER hat diese Verfeinerung der Geschmacksnerven an sich selbst erfahren: „Nachdem ich einige Zeit vorwiegend NaCl-frei gelebt habe, war ich sehr empfindlich gegenüber Kochsalzzusatz, der von anderen als der normale angesehen wurde. Er war für mich unangenehm salzig. Die verschiedenen Gemüse schmeckten fast gleich. Der Salzgeschmack überwog so sehr, daß der Eigengeschmack überdeckt war. Dieselbe Erfahrung wurde mir von anderen mitgeteilt. Die Zunge wird allmählich empfänglicher für die verschiedenen Geschmacksabstufungen der Kräuter und empfindlicher gegenüber dem dann als stark erscheinenden NaCl-Geschmack. Daraus spricht, daß der Zusatz der üblichen NaCl-Mengen eine Gewohnheit geworden und keine Notwendigkeit ist. Die bequeme Anwendungsweise mag dahin geführt haben."

---

[1] Das „Titro-Salz", das für die Behandlung und Vorbeugung von Mineralmangelzuständen bei Hautkrankheiten (Seite 27), in der Schwangerschaft usw. guten Dienst leistet, komm für die kochsalzfreie Krankenkost nicht in Betracht, da es Kochsalz enthält. Für die kochsalzfreie Kost kann aber *Titro-Salz Spezial* verwendet werden, wenn überhaupt natriumhaltige aber chlorfreie Salzersatzmittel benutzt werden dürfen.

47

6. Prüfung der Kochsalzfreiheit der Nahrung

Da die Bestimmung des Natriums in der Nahrung eine
ziemlich kostspielige Apparatur erfordert, beschränkt man
sich im allgemeinen bei der Prüfung des Kochsalzgehaltes
auf die Bestimmung des Chlors. Diese Untersuchung kann
in den meisten Klinikslaboratorien durchgeführt werden,
vor allem dort, wo es sich darum handelt, verarbeitete Produkte auf den Zusatz von Kochsalz zu prüfen.

Wichtiger und leichter durchführbar ist die Kontrolle des
Harns, bei der ebenfalls der Chlorgehalt untersucht wird.
Schon wenige Tage nach der Durchführung einer wirklich
kochsalzfreien Diät stellt sich der Körper auf ein neues
Kochsalzgleichgewicht ein. Doch kommt es auch vor, daß
Kranke auffallend lange viele Tage noch große Kochsalzmengen ausscheiden. Das beweist, daß der Körper stark
Kochsalz zurückgehalten hat, daß also der Kreislauf nicht
in Ordnung gewesen ist und unter Kochsalzentzug gesun-
det. Ist das Kochsalzgleichgewicht erreicht, so sind im
Harn von 24 Stunden dann nur 0,5–1,0 g Kochsalz nach-
weisbar. Das ist der Beweis für die richtige Durchführung
der Kost. Es empfiehlt sich, bei der häuslichen Anwendung
der Diät von Zeit zu Zeit solche Kochsalzbestimmungen
im 24-Stunden-Sammelharn durch den Arzt oder ein La-
boratorium vornehmen zu lassen.

Man sammelt den Harn von 24 Stunden und bestimmt seine Menge.
Von dieser Gesamtmenge bringt man dem Arzt eine kleine Flasche
voll, etwa 100 ccm, zur Untersuchung, unter Angabe der Gesamtmenge.

Genügt die Chlorbestimmung auch vorerst in der Praxis
den Bedürfnissen, so muß besonders dann, wenn eine sehr
strenge Entsalzung, etwa unter Verwendung von Kationenaustauschern, angestrebt wird, die Natriumuntersuchung
(mit dem Flammenphotometer) fortlaufend durchgeführt
werden. Zu großer Natriumentzug (der bei der kochsalzfreien Diät allein nicht vorkommt) ist gefährlich. Außerdem
kann es bei Kationenaustauschern auch zum Verlust anderer Kationen (Kalium, Calcium usw.) kommen, der

ebenfalls gefährlich und zu vermeiden ist, so daß auch die
Ausscheidung dieser Stoffe mit dem Flammenphotometer
kontrolliert werden sollte.

7. Flüssigkeitsaufnahme

Die bei Kreislauf- und Nierenerkrankungen oft notwendige ärztliche Forderung nach einer Begrenzung der
täglichen Flüssigkeitszufuhr auf 600–800 ccm oder noch
weniger in 24 Stunden wird leicht erfüllt, da bei Einhalten
kochsalzfreier Kost gar kein Verlangen nach größeren
Flüssigkeitsmengen besteht. Hier braucht nur der gewohn-
heitsmäßigen Flüssigkeitszufuhr entgegengewirkt zu werden. Dabei sind Suppen ganz wegzulassen und allzu wasser-
reiche Gemüse einzuschränken. Größere Einschränkungen
bis herab zu 300 ccm oder Erhöhung bis zu 2000 ccm sind
vom Arzt besonders zu verordnen.

Bei Neigung zu Nierensteinbildung z. B. ist die Einschal-
tung eines Trinktages pro Woche empfehlenswert, an dem
die Nieren mit großen Flüssigkeitsmengen durchgespült
werden, etwa in Form des „Wasserstoßes" ($1^1/_2$ Liter dün-
nen Tee morgens nüchtern in $^1/_2$ Stunde getrunken, bei
Bettruhe von 3–4 Stunden bis zur vollständigen Ausscheidung der getrunkenen Menge).

Die Einschränkung der Flüssigkeitszufuhr ist nicht notwendig, um
eine Ödembildung hintanzuhalten, wenn die Kost wirklich kochsalzfrei gehalten wird, denn ohne Kochsalz kommt es auch bei noch so
starker Wasserzufuhr nicht zu Ödem. Aber da alle getrunkene Flüssigkeit in das Blut gelangen und vom Herzen bewältigt werden muß,
ist dort, wo das Herz ohnehin überbeansprucht wird (z. B. durch
den plötzlichen Blutdruckanstieg bei der akuten Nierenentzündung,
oder bei nicht mehr ganz leistungsfähigem Herzen), eine Einschränkung der Trinkmenge geboten.

Gelegentlich sind sogar größere Trinkmengen angezeigt.
Bei der „Niereninsuffizienz" muß der salzlos ernährte
Kranke zur Aufnahme von etwa 2000 ccm Flüssigkeit an-
gehalten werden. Der Zustand äußert sich im Unvermögen
der Nieren, bei Trockenkost einen konzentrierten Harn

zu bereiten. Dieser Zustand kann nur ausgeglichen, die
nötige Harnschlackenausfuhr nur erreicht werden durch
Vergrößerung der Harnmenge auf 1500 bis 2000 ccm. Bei
hoher Außentemperatur sind riesige Trinkmengen erforderlich. Unter Umständen sind sogar Kochsalzzulagen nötig,
nicht nur zur Steigerung des Durstes und des Trinkver-
mögens, sondern auch, wenn gelegentlich durch zu große
Urin- oder Schweißmengen zuviel Kochsalz mitgerissen
wird und der Körper in den gefährlichen Zustand der Salz-
verarmung geraten' kann. Diese Zustände erfordern eine
genaue Kontrolle der Kochsalzausscheidung im Harn und
des Kochsalzgehaltes im Blut und eine ständige Anpassung
der Kochsalzzufuhr an die Bedürfnisse des Kranken.

Die *Art* der Flüssigkeit, die zugeführt wird, ist gleichgültig, wenn darauf geachtet wird, daß sie kochsalzfrei ist
(was bei vielen Mineralwässern und bei Milch z. B. nicht
zutrifft). Die Angst vor Kaffee als „herzschädigend" ist un-
begründet. Im Gegenteil wirken bei Flüssigkeitseinschrän-
kung Kaffee und Tee in kleinen Mengen von 1–2 Tassen
pro Tag eher günstiger auf das Herz und die Harnausscheidung als andere Getränke. Alkoholische Getränke sind in
den meisten Fällen nicht verboten, außer wenn Leber-
schädigungen vorliegen. Auch sie bessern die Durchblutung.
Daher wirkt ein Kognak oder ein Likör oft Wunder bei
einem Anfall von Angina pectoris. Bei Migräne, die übrigens
vielfach sehr gut auf kochsalzfreie Diät anspricht, ist besonders die Kombination von Kaffee oder Tee mit Wein-
brand, Steinhäger, Likör oder dergleichen im Anfall zu
empfehlen.

8. Die Rohkost

ist ein nicht hoch genug einzuschätzender Heilfaktor im
Rahmen der kochsalzfreien Kost. Sie hat 3 große Vorteile,
abgesehen von dem wirksamen Vitaminreichtum:

1. Ihr Geschmack – das ist selbstverständlich bei Früchten,
   gilt aber auch von vielen Gemüsen – läßt kein Bedürfnis

nach Kochsalz aufkommen. Daher benutzen wir sie zur Einleitung der kochsalzfreien Kost (vgl. nächstes Kapitel).

2. Sie ist sehr eiweißarm, weshalb wir sie besonders gern dann geben, wenn vom Arzt ein mehr oder weniger strenges Eiweißverbot ausgesprochen werden muß.
3. Sie ist sehr kaliumreich, und damit fördert sie ganz allgemein die Diurese, insbesondere aber erhöht sie elektiv die Ausscheidung von Kochsalz, und zwar nicht nur durch die Nieren, sondern auch durch den Darm.

Die Herstellung einer guten Rohkost ist eine Kunst für sich. Dem, der sich ihrer öfter bedienen muß, empfehlen wir, sich eines der am Ende des Kapitels angeführten Bücher anzuschaffen, in denen ihre Zubereitung beschrieben wird. Hier seien nur (neben den im Rezeptteil angeführten Rohkostsalaten) zwei Anweisungen gegeben:

Eine der besten Rohkostspeisen ist das Bircher-Müsli, so genannt nach seinem „Erfinder" Dr. BIRCHER-BENNER. Es gibt eine ganze Reihe von Müslirezepten (vgl. dazu H. Bircher-Rey: „Bircher-Kochbuch"); hier sei nur das Grundsätzliche erwähnt:

Die Grundsubstanz des Müsli sind rohe Früchte, von denen man etwa 150 g nimmt. Welches Obst (Beeren) ist gleichgültig und richtet sich nach der Jahreszeit. Das Obst wird auf der Raspel gerieben oder (Bananen, Beeren) mit der Gabel zerdrückt. Äpfel gleich in die Soße reiben, damit sie sich nicht verfärben. Die zerkleinerten Früchte werden mit einer der „Grundsoßen" vermischt, von denen hier nur das Originalrezept für die Grundsoße angegeben sei mit den für die kochsalzfreie Kost notwendigen Korrekturen: 2 reichliche Eßlöffel voll gezuckerte Kondensmilch (statt dessen Aletemilch bzw. aus Aletetrockenmilch hergestellte konzentriertere Milch, eventuell statt dessen süße Sahne), 1 gestrichener Eßlöffel (8–10 g) Haferflocken, 1 Eßlöffel Zitronensaft und je nach Obstart Wasser oder Milch (Alete), bei Äpfeln 3 Eßlöffel Wasser. Alle Zutaten werden gründlich untereinander und dann mit dem Obst vermischt. Überstreuen mit ganzen oder geriebenen Nüssen, um die Kautätigkeit anzuregen, aber nicht mit geriebenen Nüssen mischen, da das Müsli sonst an Saftigkeit verliert. Das Müsli muß frisch zubereitet und sofort gegessen werden.

Man kann statt Haferflocken Weizenflocken oder gekeimten Weizen nehmen, den man als „Weizenkeime" fertig kauft oder sich selbst zubereitet:

Man kauft *nichtgebeizten* Saatweizen, 1–2 Eßlöffel voll läßt man einen Tag lang in Wasser quellen, hält den gequollenen Weizen bei täglich einmaligem Spülen feucht und in mäßiger (Zimmer-)Wärme. Wenn die Keime etwa am 3. Tage $^1/_2$–1 cm lang sind, ist der Weizen nach gründlichem Spülen gebrauchsfertig. Durch das gleiche Verfahren kann man gekeimten Roggen bereiten, der sehr wohlschmeckend ist.

Die Rohkost ist angezeigt *bei Beginn der salzfreien Kost*, 1. um schneller zu entsalzen, 2. um die Umstellung zu erleichtern, 3. nach allen kurzen Unterbrechungen der kochsalzfreien Kost („Sünden"), sei es aus Mangel an Selbstzucht, sei es, weil Reisen, offizielle Essen oder andere Gelegenheiten das Einhalten der Diät nicht zuließen.

Bei immer wiederkehrender Bauchwassersucht infolge von Leberschrumpfung ist die Rohkost sehr zu empfehlen und von hervorragender Wirkung; sie sollte aber dann mit Quark, Milch und Eiern zusammen gegeben werden.

Über die Zubereitung einer guten Rohkost unterrichten folgende Bücher:

LISBETH ANKENBRAND, Die Rohkost-Küche. Stuttgart-Weil der Stadt: W. Hädecke 1954.

HEDY BIRCHER-REY, Bircher-Kochbuch. 200 Obstspeisen, 150 Salatspeisen. 100 Suppen und 100 Saucen. Sämtlich: Zürich, Rascher 1955.

BERTA BRUPBACHER-BIRCHER, Das Wendepunkt-Kochbuch. 32. Aufl. Zürich: Wendepunkt-Verlag.

MAX BIRCHER-BENNER und MAX EDWIN BIRCHER, Früchtespeisen und Rohgemüse. Neubearbeitet und ergänzt von MAX EDWIN BIRCHER. 37. Aufl. Zürich: Wendepunkt-Verlag.

9. Der Übergang von normal gesalzener zur kochsalzfreien Kost

Es ist sehr schwer, auf das gewohnte Kochsalz zu verzichten, und ich will deshalb versuchen, einige Hinweise zu geben, wie man den Übergang von Normalkost auf diese Diät etwas erleichtern kann. Oft ist es so, daß die Kranken, die einfach „umsteigen", bald des Essens so überdrüssig werden, daß sie nur noch mit Grauen an die Mahlzeiten denken und erheblich an Gewicht verlieren, oder daß sie vom Hunger getrieben doch wieder zur gesalzenen Kost zurückkehren.

Nach Möglichkeit sollte die Umstellung in einer Klinik oder in einem Sanatorium vorgenommen werden, so daß der Patient schon etwas an die kochsalzfreie Kost gewöhnt ist, bevor er sie zuhause bekommt.

In Fällen, bei denen es mit der Entsalzung eilt (schwere Herzinsuffizienz u. ä.), sollte sofort mit einer „aktiven" Entsalzung begonnen werden, nicht nur mit der „passiven", bei der nur der Salzzusatz aus der Nahrung weggelassen wird. Die aktive Entsalzung kann (vom Arzt) mit bestimmten Medikamenten, sei es durch Erzeugen einer Kochsalzausschwemmung mit dem Urin, sei es durch das Abfangen des Natriums im Darm mit Kationenaustauschern, vorgenommen werden. Diese Methode setzt aber genaue Natriumkontrollen im Harn voraus (S. 48). Einfacher ist die Entsalzung auf anderem Wege zu versuchen, dem Weg, der gleich in die kochsalzfreie Kost überleitet:

Man beginnt (am besten bei Bettruhe) mit 1–2 Tagen „Saftfasten", wobei bis zu $1^1/_2$ Liter Fruchtsaft am Tag genommen werden dürfen, und zwar so über den Tag verteilt, daß die Mahl*zeiten* eingehalten werden.

Beispiel: 1. Frühstück: 250 ccm Orangensaft.
         2. Frühstück: 125 ccm schwarzen Johannisbeersaft.
    Mittagessen: 375 ccm Traubenmost.

Nachmittags: 125 ccm Grapefruchtsaft.
Abends: 250 ccm Rot- oder Weißwein[1].

Dieses Beispiel soll nur zeigen, wie man etwa die Menge
verteilen kann. Natürlich ist es ganz gleichgültig, welchen
Saft (Wein) man wann zu sich nimmt. Am 2. oder 3. Tag
beginnt man zweckmäßigerweise mit Saft-Rohkost-Tagen,
die den Vorteil haben, Salz in großer Menge mit dem Harn,
aber auch im Stuhl aus dem Körper austreiben.

Beispiel: 1. Frühstück: Bircher-Müsli mit Bananen und
Hafer (vgl. voriges Kapitel).

2. Frühstück: Saft.

Mittagessen: Bircher-Müsli aus Apfel und ge-
keimtem Weizen mit etwas Sahne
und Apfelsinensaft angemacht,
eventuell mit Honig gewürzt.

Nachmittags: Saft.

Abends: Ein Rohkostsalat (Rezepte Nr. 160
–167). Obst, Nüsse, Datteln, Knäk-
kebrot.

Diese Rohkosttage behält man zunächst als Grundlage
bei, aber allmählich schiebt man nun Mahlzeiten aus der
Rezeptsammlung ein, wobei man notfalls bereits von einem
Salzersatzmittel Gebrauch machen kann. Dabei sollte man
zunächst dazu übergehen, Pellkartoffeln mit etwas Butter
und Gewürzen oder Chips (Nr. 180) zuzulegen, etwa als
Mittagessen, denn dabei entbehrt man Salz wenig. Sehr
geeignet ist auch eine Linsen- oder Bohnensuppe, die man
aber kräftig mit Suppenwürzen und Kräutern schmackhaft
machen sollte[2]. Als Abendessen kommt dann zunächst
Apfelreis (Nr. 251), kalter Reis mit Früchten (Nr. 252) oder
eine der angeführten Mehlspeisen (Nr. 210ff.) in Betracht.
Auf diesem Umweg – d. h. durch langsame Zulagen zur
Rohkost (bei der man den Salzmangel selten empfindet) –

---

[1] Wenn kein Alkoholverbot besteht, kann Wein auch als „Saft" betrachtet werden.

[2] Auf Rezepte hierfür haben wir verzichtet, da ihre Zubereitung als bekannt voraus-
gesetzt werden kann.

gelingt es leichter, sich an die übrigen salzfreien Speisen langsam zu gewöhnen, da jede als eine Abwechslung und Bereicherung gegenüber der Rohkost betrachtet wird. Wenn nun der Appetit bei diesen salzfreien Speisen geringer wird als er vordem war, so schadet das in den meisten Fällen gar nichts, nicht nur, weil wir bekanntlich fast alle zuviel essen, sondern besonders weil gerade die Herzkranken und die Hochdruckkranken sich besser fühlen, wenn sie weniger (und eventuell dafür öfter) essen und weil der zu volle Magen für den Kreislauf immer eine besondere Belastung darstellt.

Liebevolle Hingabe an die besonderen Aufgaben der kochsalzfreien Küche, unermüdliche Genauigkeit in der Vorbereitung, der Herstellung und der Fertigmachung der Speisen, stete Sorgfalt in der Überwachung auch der zuverlässigsten Lieferung und der erprobtesten Hilfskräfte und Pflegepersonen sind Vorbedingungen des Erfolges. Nie darf nach dem „Gefühl" gearbeitet werden. In die Diätküche gehört die Waage, gehört die Kontrolle der nicht zubereiteten Nahrungsmittel, gehört die weise Verwertung der Zutaten, gehört die Kunst der Abwechslung und der verlockenden Aufmachung. Zur Übernahme in die kochsalzfreie Küche eignet sich nicht jede Speise der bürgerlichen Küche nach Entzug der üblichen Kochsalzzugabe. Speisen und Speisenfolgen, bei denen die Kochsalzfreiheit besonders leicht hingenommen wird und lange Zeit zu ertragen bleibt, sind in dem vorliegenden Buche genannt.

Auf das ausführliche *Verzeichnis der Anschriften* und Bezugsquellen von salzfreien Nahrungsmitteln, Würzen usw. am Schlusse sei besonders hingewiesen.

IV.

Rezepte

Von Friedrich Borkeloh,
vorm. Küchenchef der Privatabteilungen
im Städt. Krankenhaus Sachsenhausen, Frankfurt a. M.,
ergänzt von Franz Lang[1],
Küchenchef des West-Sanatoriums Bad Nauheim

Vorbemerkungen

Suppen

Es empfiehlt sich allgemein, bei salzfreien Suppen das
Wurzelwerk in kleinen Würfeln als Einlage in der Suppe
zu belassen, da es ja als Hauptgewürz dienen muß. Häufig
wird mit salzfreier Kost auch vom Arzt die Vorschrift
„Flüssigkeitsbeschränkung" verbunden werden. Wenn in
diesem Fall auf die Suppen nicht überhaupt Verzicht ge-
leistet werden soll, so muß man sich bemühen, möglichst
dicke Suppen herzustellen, eine Zubereitungsart, die in den
folgenden Rezepten besonders berücksichtigt ist. Die Rezepte ergeben rund zwei Teller Suppe.

Zur wesentlichen Verbesserung der Suppen dient eine
„Legierung", bestehend aus:

> 1 Eigelb,
> 2 Löffeln süßer Sahne,
> 20 g frischer Butter.

Diese Legierung kann bei starker Eiweißbeschränkung
oder zur Vermeidung eines zu hohen Preises der Suppen
weggelassen werden. Deshalb sind die folgenden Rezepte
so eingerichtet, daß sie auch ohne diese Legierung eine
schmackhafte Suppe ergeben.

---

[1] Die von F. Lang stammenden Rezepte sind mit (L) bezeichnet.

Unter „Flüssigkeitszusatz" verstehen wir in den folgenden Rezepten Gemüsebouillon oder Gemüsewasser, z. B. von Blumenkohl, Spargel usw.

Um sie nicht in jedem Rezept wiederholen zu müssen, stellen wir die Rezepte für die Suppengrundlage und -zutaten, also Wurzelwerk, Gemüsebouillon usw., voraus.

Kräuterbündel

1 Stengel Lauch, 1 Stengel Sellerie, etwas Petersilie, Thymian, Lorbeerblätter und Nelken werden fest zusammengebunden. Dieses Kräuterbündel läßt man mit der Suppe mitkochen und nimmt es vor dem Servieren der Suppe heraus. Ein solches Kräuterbündel kann nur einmal verwendet werden.

Wurzelwerk

Statt des Kräuterbündels können fertige Gewürzkräutermischungen verwendet werden, wie sie verschiedene Firmen herstellen (vgl. Anschriftenverzeichnis „Würzen" S. 167).

Als Hauptgewürz für Suppen, Soßen und Braten bereitet man sich zweckmäßig sogenanntes „Wurzelwerk" auf folgende Weise:

Man röstet 15 g Zwiebeln, 15 g Lauch, 20 g Sellerie, 1 Tomate und 20 g gelbe Rüben in etwa 15–20 g Butter an, nachdem man das Wurzelwerk vorher in kleine Würfel geschnitten hat.

Gemüsebouillon

Da Fleischbrühe immer einen relativ hohen Natriumgehalt hat, haben wir grundsätzlich die Fleischbouillon als Suppengrundlage ausgeschaltet und dafür eine „Gemüsebouillon" gesetzt nach folgendem Rezept (in Fällen, in denen keine Bedenken gegen die Verwendung von Fleischbouillon bestehen, kann diese statt der Gemüsebouillon in die Rezepte eingesetzt werden):

20 g Sellerie gut gewaschen, *nicht* geschält, 20 g weiße
und 20 g gelbe Rüben, 15 g Lauch, 20 g Wirsing oder Weißkraut, 20 frische Tomaten und 1 Bündel Petersilie röstet
man in 25 g Butter etwas an, füllt mit $1^1/_2$ l Wasser auf,
fügt $^1/_2$ Lorbeerblatt, $^1/_2$ Nelke, 3 Pfefferkörner hinzu und
läßt alles $^1/_2$ Stunde langsam ziehen. Dann schüttet man die
Brühe auf einem Sieb ab. Natürlich kann man der Jahreszeit
entsprechend das eine oder andere gerade nicht greifbare
Gemüse fortlassen und durch ein anderes ersetzen, z. B.
durch Spargel, junge grüne Erbsen, Kerbel, Blumenkohl,
grünen Salat usw. Sehr zweckmäßig und billig ist es, in der
Gemüsebouillon die Schalen gut reingebürsteter Kartoffeln
in einem Gazebeutel mitzukochen. (Über Küchenkräuter
s. auch S. 39 ff.)

Als Zusatz zu einer solchen Gemüsebouillon und ferner
besonders für die Bereitung von Soßen bewährten sich
wegen ihres kräftigen würzigen Geschmackes *Hefe-Vita-
min-Extrakte*, die auch in zuverlässig salzfreier Form im
Handel sind. Ihr Zusatz erfolgt ganz nach persönlichem
Geschmack.

Über die Verwendung von Liebigs Fleischextrakt, Maggi
u. a. Suppenwürzen s. S. 42 ff.

Über *Salzersatzmittel* vgl. S. 44 ff. Zweckmäßig bereitet
man folgende

Salz-Mischung

100 g eines der auf S. 46 aufgeführten kochbeständigen
Salzersatzmittel, 5 g Thymian, 2 g Paprika, 5 g Pfeffer,
3 g Muskatnuß, 3 g Knoblauchpulver. Diese Mischung
kann allgemein zum Würzen genommen werden.

Sahnenmischung

Statt Milch (wegen ihres natürlichen Salzgehaltes von
1,6 g im Liter) kommt generell eine Mischung von $^1/_3$ Sahne
und $^2/_3$ Wasser zur Anwendung. Bei Crèmes, bei Reis-,
Grieß- und Haferbrei usw., bei Eis und Süßspeisen, halb
Wasser, halb Sahne.

Wenn Sahne nicht zu beschaffen ist, so empfiehlt es sich,
täglich $^1/_2$ l Vollmilch stehenzulassen, nach mehreren Stunden das obere Drittel abzuschöpfen und dies als Sahneersatz
oder mit Wasser verdünnt zum Kochen von Breien, Puddings usw. zu verwenden.

Neuerdings bietet das praktisch kochsalzfreie Milch-
präparat *Aletosal* „normal" (vgl. S. 34) einen vollwertigen
Ersatz für Sahne. Es läßt sich unverdünnt gut schaumig
schlagen. Es muß vor dem Schlagen kalt gestellt und dann
am besten mit einem besonderen Schneeschläger sehr kräftig geschlagen werden, und zwar erst kurz vor dem Gebrauch, da sahnig geschlagenes Aletosal schnell wieder
flüssig wird.

Rezepte für die Anwendung des Aletosal in der Küche finden sich
in der Werbeschrift der Firma Alete, G. m. b. H., München 2 BS.
Postfach 314.

Suppen

Semmelsuppe   1

Eine in Würfel geschnittene altbackene, kochsalzfreie
Semmel wird in einem geschlagenen Eidotter paniert und
in Mischfett (Nr. 83) oder Butter goldbraun gebacken.
Kleingeschnittenes Wurzelwerk wird in $^3/_4$ l Wasser weich-
gekocht, die Brühe mit etwas Hefeextrakt und Salzersatz-
mittel nach Geschmack gewürzt und über die gebackenen
Semmelwürfel gegossen. Überstreuen mit Petersilie oder
Schnittlauch.

Geröstete Mehl- oder Grießsuppe   2

In kleine Würfel geschnittenes Wurzelwerk (gelbe Rüben,
Lauch, Sellerie, Zwiebeln) röstet man mit 40–50 g Mehl
oder Grieß in 30–40 g Butter hell an, fügt 1 l Flüssigkeit
hinzu, rührt mit einem Schneebesen gut durch und läßt die
Suppe, bis das Gemüse weich ist, kochen. Dann würzt man
mit Muskatnuß, 10 g Salzersatz, Hefeextrakt kochsalzfrei,

1 g gehackter Petersilie oder Kerbel. Als Einlage gibt man
kleine geröstete Brotwürfel. Gegebenenfalls Verbesserung
durch Legierung. Auf dieselbe Art kann man Gersten- oder
Grünkernsuppe von grob- oder feingemahlenen Körnern
herstellen.

3   Grünkernsuppe

50 g Grünkernmehl und in kleine Würfel geschnittene
Sellerie, Karotten, Zwiebeln, Lauch setzt man mit $1^1/_2$ l
Flüssigkeit (Wasser, Gemüsebrühe) auf und läßt $1–1^1/_2$
Stunde langsam kochen, dann wird die Suppe durch ein
Sieb gedrückt (falls noch zu dick, kann man sie mit Flüssig-
keit verdünnen). Man würzt mit etwas Muskatnuß, 10 g
Vitamin-Hefe-Extrakt salzfrei, gehackter Petersilie und
einem der Salzersatzmittel. Man braucht die Suppe nicht
zu passieren und beläßt das in kleine Würfel geschnittene
Gemüse als Einlage.

4   Gerstensuppe

Die Zubereitung der Gerstensuppe entspricht ganz der
Grünkernsuppe, nur nimmt man statt Grünkern 50 g Perlgerste.

5   Schottische Gerstensuppe

Nur wenn Fleisch erlaubt.
Man bereitet eine Gerstensuppe wie Nr. 4 und kocht 50 g
in kleine Würfel geschnittenes Hammelfleisch mit, außerdem ein etwa gerstenkorngroßes Stück Knoblauch, das
vorher mit kochbeständigem Salzersatz ganz fein verrieben
ist.

6   Haferschleim

60 g Haferflocken übergießt man mit 1 l lauwarmem
Wasser und kocht dies unter öfterem Rühren $^1/_2$ Stunde,
schlägt dann den Schleim durch ein Haarsieb und würzt
mit $^1/_2$ g Salzersatz. Zum Schluß fügt man 10–20 g Butter

dazu. (Gegebenenfalls zur Verbesserung legieren. Wird der Schleim dicker gewünscht, so muß man entsprechend mehr Haferflocken nehmen.)

Hafermehlsuppe oder Haferflockensuppe 7

Wurzelwerk wird in 30 g Butter angeröstet, dazu fügt man 60 g Hafermehl und füllt mit 1 l Flüssigkeit auf, rührt gut um, läßt langsam kochen, passiert die Suppe dann durch ein Sieb, würzt mit $^1/_2$ g Salzersatz, 10 g salzfreiem Hefeextrakt, etwas Muskatnuß und feingeschnittenem Schnittlauch und gibt geröstete Brotwürfel als Einlage. Gegebenenfalls zur Verbesserung legieren.

Entsprechend können Reis-, Gersten- und Grünkernmehlsuppen zubereitet werden.

Geröstete Haferflockensuppe 8

30 g Butter braun werden lassen, 2 Eßlöffel Haferflocken richtig rösten (2 Minuten). Mit Gemüsebouillon auffüllen. Petersilie.

Reissuppe 9

20 g Reismehl und 15 g Reis röstet man in 25 g Butter hell an, füllt mit 1 l Flüssigkeit auf, rührt glatt und läßt 30 Minuten langsam kochen, würzt mit etwas Muskatnuß, $^1/_2$ g Salzersatz, gehackter Petersilie und etwas Selleriemehl oder Kerbel.

Reissuppe mit Gemüse 10

Man röstet Wurzelwerk, in kleine Würfel geschnitten, mit 20 g Reismehl und 15 g Reis in 25 g Butter an, verfährt dann wie im vorhergehenden Rezept und läßt das Wurzelwerk als Einlage in der Suppe. (Gegebenenfalls Verbesserung durch Legierung.)

Lauchsuppe 11

40 g gut gewaschener Lauch wird in feine Streifchen geschnitten, mit 20 g Butter angeröstet. Dazu fügt man 40 g

Reismehl, füllt mit 1 l Flüssigkeit auf und läßt $^1/_2$ Stunde
langsam kochen. Man würzt mit Muskatnuß, 5 g salzfreiem
Hefeextrakt und Salzersatz. An Stelle von Lauch kann $^1/_2$
in Streifen geschnittener Kopfsalat verwendet werden. (Gegebenenfalls Verbesserung durch Legierung.)

12   **Kartoffelsuppe**

Wurzelwerk wird mit 15 g salzfreiem, geräuchertem
Speck und 150–200 g kleingeschnittenen Kartoffeln in 20 g
Butter angeröstet und 15–20 g Mehl zugesetzt. Man füllt
mit $1^1/_2$ l Flüssigkeit auf und läßt langsam weichkochen.
Dann passiert man die Suppe und würzt mit Majoran,
Muskatnuß, gehackter Petersilie, einer Messerspitze Sellerie-
mehl, 5–10 g Hefeextrakt und $^1/_2$ g Salzersatz; getrocknete
Würzkräuter jeder Art erlauben ein häufiges Variieren des
Geschmackes, auch wenn frische Würzkräuter nicht zu
haben sind. Als Einlage gibt man geröstete Brotwürfel.
(Gegebenenfalls Verbesserung durch Legierung, in diesem
Falle mit saurem, statt süßem Rahm.)

13   **Kartoffelsuppe mit Lauch**

Man bereitet eine Kartoffelsuppe nach Nr. 13, dünstet in
feine Streifen geschnittenen Lauch und gibt ihn in die Suppe
als Einlage. Wie Lauch kann man auch Kopfsalat, Spinat
oder Kerbel der Suppe zufügen.

14   **Spargelsuppe**

Man schält 100 g Spargel sehr sorgfältig ab, wäscht die
Schalen gut und röstet sie mit 15 g Zwiebeln in 20 g Butter
an, fügt 30 g Reis- oder Weizenmehl dazu, läßt noch kurz
weiterrösten, füllt dann mit 1 l Flüssigkeit auf, läßt etwa
$^1/_2$ Stunde kochen und passiert durch ein Sieb. Nach Fertigstellung fügt man die in kleine Stücke geschnittenen und
in Wasser weichgekochten Spargel als Einlage der Suppe
zu, würzt mit $^1/_2$ g Salzersatz und Muskatnuß. (Gegebenenfalls Verbesserung durch Legierung.)

100 g Karotten oder gelbe Rüben röstet man fein geschnitten in 20 g Butter und 15 g Zwiebeln an, gibt 20 g Mehl oder Reismehl dazu, röstet kurz weiter und füllt mit $1^1/_4$ l Flüssigkeit auf, läßt weichkochen und drückt dann alles durch ein Sieb. Man würzt mit Muskatnuß, 1 g Salzersatz und gehackter Petersilie. (Gegebenenfalls Verbesserung durch Legierung.)

Karottensuppe anderer Art 16

Man bereitet eine Gemüsebouillon (siehe S. 57), nur ersetzt man das Weißkraut darin durch 100 g gelbe Rüben, passiert alles durch und kocht 20 g Perlsago darin weich. Man würzt mit Muskatnuß, Salzersatz, Kerbel und einer Messerspitze Karottenmehl. (Gegebenenfalls Legierung wie üblich.)

Frühlingssuppe 17

Man schneidet kleine Streifchen oder Würfelchen von den ersten jungen Frühgemüsen, und zwar je 10–15 g Karotten, Lauch, Sellerie, weiße Rüben, junge Bohnen, junge Erbsen, Tomaten[1], dämpft alles in 20 g Butter an und füllt mit $1^1/_4$ l Flüssigkeit auf, läßt 15 Minuten kochen und setzt dann 15 g Reis hinzu, den man dann vollends darin weichkocht. Man würzt mit etwas Muskatnuß, Hefeextrakt und 1 g Salzersatz, Kerbelblätter, gehackter Petersilie. Statt Reis kann man auch Fadennudeln, Sago oder Nudeln nehmen.

Brotsuppe 18

100 g geriebenes salzfreies Schwarzbrot röstet man in Butter an, füllt mit $1^1/_4$ l Flüssigkeit auf und kocht $^1/_2$ Stunde, legiert mit süßer oder saurer Sahne, würzt mit $^1/_2$ g Salzersatz, etwas Muskatnuß, Schnittlauch, Petersilie.

Kümmelsuppe 19

30 g Mehl in 20 g Butter braun rösten, mit 1 l Flüssigkeit auffüllen, 1 g Kümmel darin mitkochen. Nachdem die

---

[1] Anstatt frischer Tomaten kann man ohne Salz und Wasser eingemachte Tomaten oder salzfrei hergestellten reinen pasteurisierten Tomatensaft verwenden.

Suppe $^{1}/_{4}$ Stunde gekocht hat, passiert man sie und würzt mit $^{1}/_{2}$ g Salzersatz, etwas Muskatnuß, gehackter Petersilie oder Schnittlauch. Als Einlage nimmt man Reis, Fadennudeln, Sternchen oder Sago.

20   **Tomatensuppe**

100 g frische Tomaten[1] werden gewaschen und in kleine Stücke geschnitten. Dann röstet man Wurzelwerk mit 15 g salzfreiem, geräuchertem Speck, etwas Knoblauch, 2 Pfefferkörnern und den Tomaten zusammen an, setzt 20 g Mehl oder Reismehl zu und füllt mit 1 l Flüssigkeit auf, läßt $^{1}/_{2}$ Stunde kochen und passiert alles durch ein Sieb. Man würzt mit $^{1}/_{2}$ g Salzersatz, etwas Muskatnuß und rührt 20 g frische Butter darunter. Als Einlage verwendet man geröstete Brotwürfel (aus salzfreiem Brot). Man kann die Suppe noch mit einem Stück Butter abrühren. Auch sehr geeignet als Einlage ist Reis.

21   **Blumenkohlsuppe**

Man röstet Wurzelwerk in Butter mit 30 g Reismehl an und füllt mit 1 l Wasser auf. Dann schneidet man von einem halben Blumenkohl die Röschen ab und kocht diese in wenig Wasser mit einigen Tropfen Essig weich. Den Rest zerschneidet man und kocht ihn in der Suppe weich, dann passiert man diese durch ein Sieb. Man würzt mit $^{1}/_{2}$ g Salzersatz, etwas Muskatnuß, legiert und gibt die Röschen als Einlage in die Suppe. Hat man Blumenkohlwasser, z. B. vom Vortage, so kann man diese Suppe einfacher zubereiten. Man röstet 40 g Reismehl in 20 g Butter an, füllt mit 1 l Blumenkohlwasser auf und läßt die Suppe $^{1}/_{4}$ Stunde kochen, passiert und legiert. Als Einlage verwendet man geröstete Brotwürfel.

---

[1] Anstatt frischer Tomaten kann man ohne Salz und Wasser eingemachte Tomaten oder salzfrei hergestellten reinen pasteurisierten Tomatensaft verwenden.

50 g Zwiebeln schneidet man in feine Scheiben und röstet sie mit 30 g Mehl in 25 g Butter braun an, füllt mit 1 l Flüssigkeit auf, läßt die Suppe weichkochen, was etwa $^1/_2$ Stunde in Anspruch nimmt. Dann würzt man mit Salzersatz, etwas Muskatnuß, gehackter Petersilie, einer Messerspitze Selleriemehl und Kräutergewürz. Als Einlage gibt man geröstete Brotscheibchen.

Rote Rübensuppe ostpreußischer Art (L.) 23

150 g rote Rüben sauber waschen und mit der Schale weichkochen. Inzwischen Wurzelwerk mit 20 g salzlosem Speck anrösten, 30 g Reismehl stäuben, leicht anziehen lassen, mit dem Schneebesen $^3/_4$ l Flüssigkeit zugeben. Wenn Fleisch erlaubt, Rindfleischbrühe durchrühren und $^3/_4$ Stunden kochen lassen. Alsdann durch ein Sieb geben. Inzwischen die roten Rüben schälen und durch eine feine Scheibe im Fleischwolf drehen. Unter die Suppe geben. Würzen mit ca. 3 g Salzersatz, wenig Muskat, $^1/_2$ Eßlöffel saure Sahne, 1 Prise Zucker sowie $^1/_2$ Teelöffel Weinessig.

Currycrèmesuppe (L.) 24

Lauch, Sellerie, Karotten, Zwiebel, zusammen 100 g, in 25 g Butter oder Schmelzmargarine leicht anschwitzen, ca. 10 g Currypulver zugeben und kurz mit anschwitzen. 20 g Mehl oder Reismehl dazu und mit 1 l Flüssigkeit auffüllen. Mittels Schneebesen durchrühren und 1 Stunde kochen lassen und durch ein feines Sieb oder Tuch passieren. Würzen mit 3 g Salzersatz; $^1/_2$ Eßlöffel Weißwein und 10 g frische Butter hineingeben, sowie wenig Muskat. Als Einlage Reis oder kleine Würfel von gekochtem Kalbfleisch. Gegebenenfalls Verbesserung durch Legierung (s. S. 56).

Mouligatownysuppe (L.) 25

Ansetzen wie Currycrèmesuppe mit Zugabe von 250 g frischen Tomaten und 1 Apfel, welcher ungeschält in

Scheiben geschnitten wird. Beides von Anfang an mitkochen. Als Einlage Reis und feingeschnittene, entkernte
und geschälte Tomaten.

26 Minestra (italienische Gemüsesuppe) mit Käse-Croutons (L.)

Man schneide Lauch, Sellerie, Karotten in feine Blättchen,
füge noch kleingeschnittenen Blumenkohl, grüne Bohnen
sowie junge zarte Erbsen hinzu, schwitze in :a. 30 g Butter
an, gebe 2 frische, geschälte Tomaten dazu, welche man
in Viertel geschnitten hat, fülle mit $1^1/_4$ l Flüssigkeit auf
und lasse $^3/_4$ Stunden kochen. Nach ca. 15 Minuten Kochdauer 10 g Reis und 10 g feingebrochene Spaghetti hineingeben und darin weichkochen. Die Suppe wird nicht
passiert. Würzen mit ca. 2 g Salzersatz, Muskat, gehackter
Petersilie und Kräutern. Nach Wunsch 1 g Knoblauch.

Käse-Croutons: Salzloses Weißbrot ohne Rinde in
Scheibchen schneiden, darauf geriebenen salzlosen Käse,
Prise Paprika, überbacken.

27   **Ochsenschwanzsuppe (L.)**

250 g Ochsenschwanz mit 20 g salzlosem Speck anrösten.
Nach einigen Minuten etwas Wurzelwerk hinzugeben und
alles langsam weiterrösten, bis das Gemüse Farbe hat. Nun
Fett vorsichtig abschütten, damit der Fond zurückbleibt.
1 g Majoran, 1 g Gewürzkörner, 2 g frische Petersilie,
1 frische Tomate oder 2 g salzfreies Tomatenpüree dazu,
leicht angehen lassen, 1 Eßlöffel Rotwein dazu und vorsichtig einkochen lassen. Nun mit 20 g Mehl stäuben und
mit $1^1/_2$ l Flüssigkeit (Wasser) auffüllen. 2 Stunden kochen
lassen. Durch ein feines Tuch passieren. Würzen mit
1–2 g Salzersatz, 1 Prise Zucker und, wenn erlaubt, 1 Eßlöffel Madeirawein. 20 g frische Butter machen die Suppe
zart und geschmeidig.

Süße Suppen

Grießsuppe (süß) 28

$^3/_4$ l Sahnenmischung läßt man mit Zitronenschale oder ganzem Zimt oder Vanille aufkochen, läßt unter stetem Rühren 25–30 g Grieß hineinlaufen und 10 Minuten kochen, entfernt die Zitronenschale und legiert, süßt mit 15 g Zucker oder 30 g Dextropur[1]. Auf diese Art kann man Sago, Mondamin, Reis, Reismehl, Weizenmehl, Gerstengrütze, Hafergrütze verwenden.

Friesländer Gerstensuppe 29

50 g Perlgerste kocht man in $1^1/_2$ l Wasser nebst 5 g ganzem Zimt und Zitronenschale weich. Währenddessen wäscht man 20 g Rosinen oder Korinthen gut ab, weicht sie ein, schüttet sie ab und läßt sie noch $^1/_4$ Stunde mit der Gerste weichkochen. Dann fügt man eine Legierung, $^1/_2$ Zitrone oder einige Tropfen Essig und 20 g Zucker hinzu. (Eine weitere Verbesserung der Suppe erzielt man durch Zusatz von 2 Eßlöffeln Weißwein, falls Alkohol erlaubt.)

Fruchtsuppen-Kaltschalen (Grundrezept) 30

$^1/_2$ l Wasser läßt man mit Zitronenschale oder Zimt aufkochen, dann rührt man 30 g Maizena mit $^1/_{10}$ l Wasser an und läßt es unter stetem Rühren mit einem Schneebesen in das Wasser laufen, fügt noch 50 g Zucker oder 100 g Traubenzucker Dextropur[1] hinzu, läßt nochmals aufkochen und dann diesen Fond erkalten. Er bildet so die Grundlage der Fruchtsuppen. In diesen Fond kann man durch ein Sieb passierte Früchte (Himbeeren, Erdbeeren, Aprikosen, Pfirsiche, geriebene Äpfel) einrühren; man kann mit Honig, Zitronensaft oder Orangensaft nach Geschmack würzen. Anstatt Früchten kann man auch Fruchtsäfte oder Konfitüren verwenden. Als Einlage nimmt man geriebene Nüsse, Mandeln, Zwieback oder Biskuit und garniert mit Schlagsahne.

---

[1] Über die Verwendung von Traubenzucker Dextropur statt des gewöhnlichen Zuckers siehe die Vorbemerkung zum Abschnitt Teigwaren auf S. 112.

$^{1}/_{2}$ Pfund Walderdbeeren werden gewaschen, sodann die schönsten, etwa ein Viertel, ausgesucht und kalt gestellt, die übrigen werden durch ein Sieb in eine Porzellanschüssel gestrichen, mit 60 g Zucker oder 80 g Dextropur[1] und dem Saft einer halben Zitrone verrührt und zugedeckt kalt gestellt. Inzwischen hat man $^{1}/_{2}$ l Wasser mit 20 g Maizena aufgekocht und wieder kalt gestellt, dann mischt man alles zusammen, würzt mit Zitrone und Honig nach, gibt die kalt gestellten Erdbeeren dazu. Fertigmachen wie oben beschrieben.

32   Fruchtsuppe von getrocknetem Obst

Zu Fruchtsuppen von getrocknetem Obst verwendet man 80 g getrocknete Äpfel, Pfirsiche, Aprikosen, weicht sie eine Stunde in Wasser ein und kocht sie dann mit Zucker oder Dextropur[1] (Menge. nach natürlicher Süße der Früchte berechnet) weich, streicht sie durch ein Sieb und verfährt weiter nach dem vorhergehenden Grundrezept.

33   Kalte Sahnensuppe

Man kocht $^{1}/_{2}$ l Wasser mit 20 g Sago, etwas Zimt und Zitronenschale oder Vanille ($^{1}/_{8}$ Stange), entfernt Zimt und Schale, setzt 40 g Zucker hinzu, rührt $^{1}/_{4}$ l Sahne darunter und stellt die Suppe kalt; man kann die Suppe noch legieren und als Einlage Zwieback oder Biskuit geben.

34   Kirschsuppe

125 g Süß- oder Sauerkirschen entkernt man und dünstet sie mit 60 g Zucker und einem kleinen Stückchen ganzem Zimt oder Zitronenschale weich. Dann kocht man $^{3}/_{4}$ l Wasser mit 25 g Maizena und einigen zerriebenen Kirschkernen auf. Nachdem man den Zimt und die Schale herausgenommen hat, schüttet man es durch ein Sieb über die

---

[1] Über die Verwendung von Traubenzucker Dextropur statt des gewöhnlichen Zuckers siehe die Vorbemerkung zum Abschnitt Teigwaren auf S. 112.

weichgekochten Kirschen, würzt mit Zitronensaft und
Zucker nach, bestreut mit geriebenen Mandeln und gibt
Zwieback oder Biskuit dazu.

Vanillesuppe mit Schneeklößen 35

1. 150 ccm Sahnenmischung zum Kochen bringen; 2. in
100 ccm Sahnenmischung 5 g Mondamin und 15 g Weizenmehl oder Maizena kalt anrühren und in die kochende
Sahnenmischung geben. Mit $^1/_2$ Eigelb legieren. Schnee-
klößchen: $^1/_2$ Eiweiß, 3–5 g Zucker. Den Eierschnee mit
Zucker süßen, mit dem Löffel kleine Klößchen abstechen
und auf die kochend heiße Suppe legen.

Fruchtsuppe mit Schwemmklößen 36

150 g Heidelbeeren oder beliebig anderes Obst, 150 ccm
Wasser, 9 g Mondamin, Zucker. Früchte mit Wasser aufkochen, passieren und dann das kalt angerührte Mondamin
dazugeben; 3–5 Minuten kochen lassen, mit Zucker abschmecken. Schwemmklößchen: 75 g Weizenmehl oder
Maizena, 5 Eßlöffel Sahnenmischung, 15 g Butter, 1 Ei.
Von Butter, Weizenmehl und Sahnenmischung einen Brandteig[1] herstellen, die Masse etwas abkühlen lassen, das Eigelb
dazugeben. Nach dem Abkühlen den steifen Eierschnee
unter die Masse ziehen. Dann formt man mit dem Teelöffel
kleine Klößchen, legt diese in kochendes Wasser, läßt sie
ziehen, bis sie gar sind, und legt diese Klößchen in die Obst-
suppe ein.

Soßen

Die Soßen bei der salzfreien Kost müssen besonders ge-
schickt hergestellt werden, da sie häufig den Speisen, besonders Fleisch, erst den pikanten Geschmack geben müssen. Weil gerade bei der Zubereitung von Soßen das feh-
lende Kochsalz besonders vermißt wird, muß man eine Anzahl Gewürze zur Geschmackverbesserung beigeben.

---

[1] Vgl. S. 116, Rezept Nr. 207.

Als sehr geeignet erwiesen sich die bereits ausführlich
besprochenen Würzkräuter (s. S. 39ff.), ferner die verschiedenen Hefeextrakte und Trockenhefen, Liebig Fleischextrakt, Maggi-Suppenwürze (s. aber die Einschränkungen
S. 43), Würzkräutermehle, Weinessig u. a. Das Anschriftenverzeichnis enthält hierzu viele Anregungen.

Ferner eignet sich gut als Soßengrundlage eine Eindünstung (s. Nr. 39).

37   Estragon-Essig

100 g Estragon gut waschen, in eine Flasche füllen, mit
1 l Weinessig aufgießen und zum Gebrauch für Salate,
Soßen, wie überhaupt zum Würzen der salzfreien Speisen
bereithalten.

38   Kräuter-Essig

100 g Estragon, 10 g Salbei, 10 g Pimpernelle, 5 g Dill,
10 g Schalotten, 5 g Senfkörner, 1 Stengel Thymian, Majoran, Petersilie, 2 Stück Nelken, 2 Lorbeerblätter, 10 Pfefferkörner werden alles zusammen in eine Flasche mit 1 l
Weinessig angesetzt und wie Estragonessig bereitgehalten.

39   Reduktion — Eindünstung

1 Eßlöffel Kräuteressig, 10 g salzfreier Hefeextrakt, 2 zerdrückte Pfefferkörner, 5 g feingeschnittene Zwiebeln oder
Schalotten läßt man zusammen bis auf den fünften Teil
eindünsten. Diese sogenannte Reduktion wird bei der salzfreien Kost zu sehr vielen Soßen, Gelees und Ragouts zur
Behebung des faden Geschmacks verwendet.

40   Holländische Soße

Unter eine Reduktion nach Nr. 39 fügt man 1 Eigelb und
1 Eßlöffel Wasser und schlägt dieses mit einem kleinen
Schneebesen (am besten im Wasserbad) warm und schaumig
auf, bis sich das Eigelb bindet (d. h. dick und schaumig
wird). Inzwischen hat man 50 g Butter zerlassen und schlägt

sie tropfenweise darunter. Wird das Gemisch zu dick, dann verdünnt man mit einigen Tropfen Wasser. Man würzt mit einigen Tropfen Zitronensaft oder Weinessig, mit $^1/_2$ g Salzersatzmittel und etwas Paprika und passiert die fertige Soße durch ein Tuch. – Die Soße ist sehr empfindlich; sie darf nicht zu heiß und nicht zu kalt stehen, weil sie sonst gerinnt. Gerinnt die Soße doch, dann setzt man einige Tropfen kaltes Wasser am Rande des Gefäßes zu und schlägt mit dem Schneebesen so lange, bis die Soße sich wieder bindet. Diese Soße eignet sich zu gekochten Fischen, Spargel, Blumenkohl, Fleisch usw.

Holländische Soße anderer Art 41

10 g Butter zerläßt man und verrührt sie mit 20 g Mehl, füllt dieses mit $^2/_{10}$ l Flüssigkeit auf und rührt glatt (diese Flüssigkeitsgrundlage richtet sich zweckmäßig je nach der Speise, zu der die Soße verwendet werden soll, z. B. bei Spargel mit Holländischer Soße, Spargelwasser, bei Hühnerfrikassee mit Holländischer Soße, Hühnerbrühe). Unter dieses Gemisch schlägt man Holländische Soße nach dem vorhergehenden Rezept. Diese Soße gerinnt nicht so leicht wie die vorhergehende.

Holländische Soße mit Tomaten 42

Holländische Soße nach dem vorhergehenden Rezept mit einem Teelöffel voll salzfreiem Tomatenpüree.

Holländische Soße mit Kapern 43

Zur Holländischen Soße nach Nr. 41 gibt man einige salzfreie Kapern (Essigkapern).

Holländische Soße mit Schlagsahne 44
(Sauce Mousseline)

Holländische Soße nach Nr. 40 oder 41 mit 1 Eßlöffel voll festgeschlagenem Schlagrahm vermischt.

45 Sauce Bearnaise

Eine Holländische Soße wie vorher, deren Reduktion man einige Estragon- und Kerbelblätter beigegeben hat, wird mit gehackten Estragonblättern, Kerbel, Petersilie und salzfreiem Hefeextrakt vermischt.

46 Sauce Bearnaise mit Tomatenmark

Sauce Bearnaise wie vorher mit 1 Teelöffel Tomatenmark oder Tomatensaft.

47 Saure Rahmsoße

(Zu Spargel, Artischocken usw.)

$^1/_8$ l saurer Rahm, $^1/_8$ l Spargel- oder Blumenkohlwasser, 1 Eigelb, 20 g Butter, der Saft einer halben Zitrone, 10 g Maispuder, 1 Messerspitze Salzersatz werden zusammen heiß aufgeschlagen (am besten im kochenden Wasserbad). Diese Soße kann man auch zu Artischocken, Frikassee, Fischen und anderen Speisen geben, wenn man anstatt Spargelwasser die entsprechende Flüssigkeit nimmt. Wird Fettarmut der Kost gewünscht, kann man zum Binden der Soße auch Quark statt saurem Rahm verwenden.

48 Deutsche Soße (Grundsoße)

Man röstet 10–20 g Butter mit 20 g Mehl hell an, füllt mit $^3/_{10}$ l Flüssigkeit auf, rührt mit einem Schneebesen glatt, fügt ein Kräuterbündel dazu, läßt alles zusammen 10 Minuten bis $^1/_4$ Stunde kochen, passiert durch ein Tuch oder Sieb. Diese Grundsoße kann man noch legieren und so zu verschiedenen Soßen, wie Kapernsoße, Petersilien-, Estragon- oder Kerbelsoße usw., verwenden. Man würzt mit $^1/_2$ g Salzersatz, 10–15 g Hefeextrakt, etwas Paprika, Zitronensaft.

49 Rahm-Soße (Béchamel)

15–20 g Butter, 5 g Sellerie, 5 g Lauch, 5 g Zwiebeln, 2 zerdrückte Pfefferkörner werden zusammen hell aufgeröstet, dazu 25 g Mehl, das noch etwas mitgeröstet wird, dann wird mit $^1/_4$ l Sahnenmischung (S. 58) aufgefüllt, glattgerührt und 10 Minuten bis $^1/_4$ Stunde gekocht. Dann durch ein Sieb passieren, mit Salzersatz, Selleriemehl, Muskatnuß würzen. Man kann diese Soße wie üblich legieren.

Grüne Kräutersoße 50

Eine deutsche Soße (s. Nr. 48) mit Reduktion passiert man, nachdem sie 15 Minuten gekocht hat, setzt einige Estragonblätter, 1 Zweig Kerbelkraut und Petersilie, alles fein gehackt, zu, würzt mit Kräutergewürz, einigen Tropfen Zitronensaft oder Essig, Muskatnuß und legiert mit süßer oder saurer Sahne.

Soße auf italienische Art 51

5 g Zwiebel oder Schalotten werden in 1 Teelöffel Olivenöl angeschwitzt, je ein Zweig Petersilie, Kerbelkraut, Estragon fein gehackt und alles zusammen unter eine dicke deutsche Soße nach Nr. 48 oder Holländische Soße (Nr. 40) gerührt. Man würzt mit einigen Tropfen Zitronensaft, Muskatnuß, etwas Paprika, Salzersatz und etwas Knoblauch (-pulver).

Tomatensoße 52

5 g Schalotten, 5 g Lauch, 5 g ungesalzener Speck, 5 g Sellerie, 5 g gelbe Rüben, 2 Pfefferkörner, 1 Stückchen Lorbeerblatt, Thymian und 1 pfefferkorngroßes Stückchen Knoblauch werden in 15 g Butter angeröstet, ferner werden 2–3 zerschnittene frische Tomaten noch etwas mit angeröstet, dazu 25 g Mehl mit $^3/_{10}$ l Flüssigkeit auffüllen, dann glattrühren und $^1/_4$ Stunde kochen lassen; durch ein Sieb passieren, mit 1 Messerspitze Tomatenmehl, Muskatnuß, 10 g salzfreiem Hefeextrakt und 1 g Salzersatz, einigen Tropfen Zitronensaft, etwas Paprika und Zucker würzen.

Zwiebelsoße 53

20 g feingeschnittene Zwiebeln und $^1/_4$ gerstenkorngroße Stückchen Knoblauch werden einer Rahmsoße (Nr. 49)

zugesetzt und 15 Minuten gekocht, passiert und mit etwas
geriebenem Parmesankäse und 1 Messerspitze Zwiebelpulver vermischt und legiert.

54   Zwiebelsoße anderer Art

20 g feingeschnittene Zwiebeln werden in 15 g Butter
angeröstet, 1 Teelöffel Kräuteressig (Nr. 38), 1 Prise Zucker
und etwas Pfeffer hinzugesetzt und kurz eingedünstet. Inzwischen hat man 25 g Mehl in 20 g Butter braun geröstet
und mit $^1/_4$ l Flüssigkeit aufgefüllt und glattgerührt. Dann
mischt man die eingedünsteten Zwiebeln darunter, würzt
mit $^1/_2$ g Salzersatz, 10 g salzfreiem Hefeextrakt und 1 Messerspitze salzfreiem Senf und geriebener Zwiebel.

55   Senfsoße

20 g Zwiebeln und 25 g Mehl röstet man in 25 g Butter
an, füllt mit $^1/_4$ l Flüssigkeit auf, läßt 10 Minuten kochen
und setzt 1 Kaffeelöffel salzfreien Senf dazu, würzt mit
einigen Tropfen Zitronensaft, 1 Prise Zucker und Salzersatz.

56   Saure Rahmsoße anderer Art

Deutsche Soße nach Nr. 48 wird mit $^1/_{10}$ l saurem Rahm,
1 Prise Zucker 10 Minuten gekocht, mit 1 Eigelb, einigen
Tropfen Zitronensaft gewürzt und durch ein Tuch passiert.

57   Meerrettichsoße

Ein salzfreies Brötchen wird ohne Rinde in Wasser eingeweicht, leicht ausgedrückt, 1 Eßlöffel geriebener Meerrettich daruntergerührt, mit einigen Tropfen Essig oder Zitronensaft, Zucker, etwas Pfeffer und $^1/_2$ g Salzersatz gewürzt.

58   Meerrettichsoße anderer Art

Rahmsoße nach Nr. 49 wird mit 1 Eßlöffel geriebenem
Meerrettich vermischt, mit einigen Tropfen Zitronensaft oder
Essig, etwas Zucker oder Honig und $^1/_2$ g Salzersatz gewürzt.
Man kann dieser Soße 1 Eßlöffel sauren Rahm zusetzen.

1 Eßlöffel geriebenen Meerrettich mariniert man mit Zitronensaft, Zucker und mischt ihn unter 2 Eßlöffel festgeschlagenen Rahm. Eignet sich in gefrorener Form zu Ochsenfleisch und kaltem Braten sowie zu frischen Forellen und Karpfen.

Spargelsoße (Blumenkohl, Schwarzwurzeln) 60

20 g Butter werden mit 20 g Mehl angeröstet, mit $^1/_4$ l Spargel-, Blumenkohl-, Schwarzwurzelwasser aufgefüllt, glattgerührt und aufgekocht. Mit etwas Zitronensaft, $^1/_2$ g Salzersatz, 1 Eigelb und 1 Eßlöffel Sahne legieren und 20 g frische Butter darunterschlagen.

Spanische Soße (Braune Grundsoße) 61

Wurzelwerk[1] (von jedem 5 g) wird mit etwas Knoblauch, Majoran, Thymian, Pfefferkorn, Lorbeerblatt, Nelken und 20 g Butter angeröstet. Man fügt 25 g Mehl dazu und röstet jetzt alles braun, füllt mit $^3/_{10}$ l Flüssigkeit auf, rührt glatt und läßt $^1/_4$ Stunde kochen. Man passiert alles durch ein Sieb und würzt mit 10 g salzfreiem Hefeextrakt, $^1/_2$ g Salzersatz und evtl. etwas Bratenkräutergewürz.

Colbert-Soße (Braune Buttersoße) 62

Unter Soße Nr. 61 schlägt man 20 g frische Butter, einige Tropfen Zitronensaft und feingehackte Petersilie und Estragon.

Gurkensoße 63

50 g frische Salatgurken werden geschält, entkernt und in kleine Würfel geschnitten, in 20 g Butter angeröstet, mit etwas Zucker, einigen Tropfen Essig eingedämpft und mit Spanischer Soße nach Nr. 61 vermischt.

---

[1] Vgl. S. 57.

10 g feingehackte Schalotten, 20 g frische Champignons, Estragon und Petersilie (ebenfalls fein gehackt) in 20 g Butter anrösten, mit Soße Nr. 48 vermischen. Mit etwas Zucker, einigen Tropfen Zitronensaft, $^1/_2$ g Salzersatz und Kräutergewürz würzen.

65 **Tomatensoße anderer Art**

Unter Spanische Soße Nr. 61 schlägt man 1 Eßlöffel Tomatenpüree.

66 **Braune Meerrettichsoße**

Unter Spanische Soße Nr. 61 gibt man 1 Teelöffel geriebenen Meerrettich und 1 Teelöffel Johannisbeergelee.

67 **Robert-Soße**

20 g feingeschnittene Zwiebeln röstet man in 10 g Butter an, gibt 1 Teelöffel Kräuteressig dazu und läßt dies kurz einkochen. Diesem Gemisch setzt man die Spanische Soße nach Nr. 61 zu, würzt mit etwas salzfreiem Senf, 1 Prise Zucker, etwas Paprika, $^1/_2$ g Salzersatz und fügt noch feingehackte Petersilie dazu.

Kalte Soßen
(S. auch Nr. 37–38 und Nr. 57–59)

68 **Mayonnaise**

1 Eigelb, 3 g Honig, der Saft einer halben Zitrone oder 1 Teelöffel Essig werden zusammen gut verrührt, dann wird unter ständigem Rühren tropfenweise $^1/_4$ l Öl zugesetzt. Ist die Mayonnaise zu dick, dann gibt man noch etwas Zitronensaft oder Essig dazu. Man würzt mit $^1/_2$ g Salzersatz und etwas Salatkräutergewürz, 10 g salzfreiem Hefeextrakt und etwas Paprika. Auch kann man etwas Senf oder ge-

riebenen Meerrettich darunterrühren. – Diese Mayonnaise
ist geeignet für Gemüsesalate, gebackenen Fisch und kalten
Braten.

Mayonnaise mit Tomaten 69

Mayonnaise nach Nr. 68 wird mit 1 Teelöffel Tomatenpüree oder Tomatenpulver oder -saft versetzt und gut verrührt.

Mayonnaise mit Zwiebeln 70

Unter eine Mayonnaise nach Nr. 68 gibt man folgende
feingehackte Mischung: $^1/_2$ hartgekochtes Gelbei, 5 Stück
salzfreie Essigkapern, 10 g Zwiebeln, Petersilie und Estragon und 1 Messerspitze Senf.

Grüne Frühlingssoße 71.

Unter die Mayonnaise nach Nr. 68, die zu diesem Zweck
recht fest sein muß, rührt man 1–2 Eßlöffel sauren Rahm
und folgende feingehackte Kräuter: Schnittlauch, Borretsch,
Dill, Kerbelkraut, Petersilie, Estragon, Zwiebeln und feingehacktes, hartgekochtes Gelbei (evtl. eine Messerspitze
salzfreien Hefeextrakt daruntermischen).

Remouladensoße 72

1 hartgekochtes, durch ein Sieb passiertes Eigelb, fein-
gewiegte Zwiebeln, 1 Messerspitze Senf, $^1/_8$ l saurer Rahm
werden zusammen angerührt und mit 10–15 g salzfreiem
Hefeextrakt, $^1/_2$ g Salzersatz und etwas Essig, Öl, etwas
Pfeffer, gehackter Petersilie und Zucker gewürzt.

Cumberland-Soße 73

Man schält eine Orange ganz dünn, schneidet die Schale
in feine Streifchen, drückt die abgeschälte Orange aus,
vermischt den Saft mit $^1/_2$ Glas Rot- oder Portwein, 1 Eßlöffel Johannisbeergelee, 1 Messerspitze Senf und den
Streifchen der Orangenschalen. Man würzt mit etwas Pa-

prika, Zucker, einigen Tropfen Zitronensaft. Diese Soße
eignet sich besonders gut für kalten Braten und Gänseleber.

74   **Apfelsoße**

Apfelmus, möglichst helles, mit Wasser verdünnt, wird
nach dem Kochen mit einem Strich Butter und einem
Schuß Weißwein verfeinert und mit Sultaninen versetzt.
Eignet sich zu jeder Art von Schweinefleisch (Lende,
Schnitzel naturell).

75   **Salat-Kräutersoße** (andere Salatsoßen s. S. 99/100)

Zwiebel, Petersilie, Estragon, Schnittlauch, Borretsch
oder 1 Messerspitze Salatkräuterpulver und 1 hartgekochtes
Eigelb werden zusammen fein gewiegt, mit Kräuteressig
(1 Kaffeelöffel auf 4 Kaffeelöffel Wasser) oder Zitronensaft
und Öl angerührt, mit $1/_2$ g Salzersatz, etwas Paprika gewürzt. Man kann auch unter diese Soße 1 Eßlöffel sauren
Rahm mischen. Sie eignet sich für sehr viele grüne Salate,
aber auch für Fleisch- und Gemüsesalate.

Verschiedene Zubereitungen salzfreier Butter

Zum Würzen von fertiggebratenen Koteletten, Beefsteaks, Rumsteaks, gebratenen Fischen usw., aber auch als
Brotaufstrich sind folgende *Gewürzbutterarten* sehr geeignet:

76   **Petersilienbutter**

50 g frische Butter werden mit gehackter Petersilie, dem
Saft $1/_4$ Zitrone, etwas Paprika und Trockenkräutergewürz
mit einem Löffel (am besten aus Holz) schaumig gerührt
und in angefeuchtetes Pergamentpapier eingerollt und zum
Gebrauch kühl aufbewahrt.

77   **Senfbutter auf englische Art**

50 g Butter, etwas Pfeffer und Paprika, Muskatnuß,
1 Messerspitze salzfreies Senfmehl werden mit dem Saft

$^1/_4$ Zitrone und feingehackter Petersilie schaumig gerührt, in Pergamentpapier eingerollt, auf Eis gelegt und zum Gebrauch in dünne Scheiben geschnitten.

Senfbutter auf französische Art   78

50 g Butter, 1 hartgekochtes Eigelb, 1 Messerspitze salzfreier französischer Senf werden zusammen verrührt und durch ein Sieb gestrichen, mit Salzersatz und Paprika gewürzt und wie vorher behandelt. Man verwendet diese Butter am besten für gebratene Fische und Grillgerichte.

Kräuterbutter   79

Estragon, Petersilie, Kerbelblätter, Schalotten, 1 gerstenkorngroßes Stück Knoblauch, Paprika und 1 hartgekochtes Eigelb hackt man fein und verrührt dies mit Butter, Zitronensaft und $^1/_2$ g Salzersatz. Wie vorher mit Pergamentpapier weiterbehandeln.

Tomatenbutter   80

100 g frische Tomaten (vgl. Anm. S. 63) werden geschält, nachdem man sie einen Augenblick in kochendes Wasser gehalten hat, die Kerne ausgedrückt. Durch ein ganz feines Sieb passiert, mit 125 g Butter schaumig verrührt, mit $^1/_2$ g Salzersatz, etwas Zitronensaft und Paprika gewürzt und kalt gestellt. Man kann diese Butter unter Suppen und Soßen schlagen und bekommt so eine schöne, reine Naturfarbe und frischen Tomatengeschmack.

Hefe-Extrakt-Butter   81

50 g Butter, 1 Messerspitze Paprika, etwas feingehackte Zwiebeln und Petersilie werden unter Beifügung von 10 g salzlosem Hefeextrakt gut durchgerührt, so daß das Ganze innig vermischt ist. Diese Hefeextraktbutter gibt einen würzigen, appetitanregenden Brotaufstrich und kann zu allen Vorspeisen gereicht werden.

50 g salzfreie Gänseleberpastete wird fein passiert, mit gleich viel Butter zusammen schaumig gerührt und mit $^1/_2$ g Salzersatz gewürzt. Wie vorher in angefeuchtetes Pergamentpapier einrollen.

83 **Mischfett zum Vorrat**

1 Pfund Schweinefett, $^1/_2$–1 Pfund Rinderfett, $^1/_4$ Pfund Butter werden erhitzt, vom Feuer weggenommen und 1 Pfund Kokosfett und $^1/_2$ l Salatöl dazugemischt.

Gemüse

Moderne Gesichtspunkte in der Ernährungslehre lassen die alten Vorschriften von LAHMANN (Weißer Hirsch) hinsichtlich der Zubereitung besonders der Gemüse wieder stark in den Vordergrund treten. Das Gemüse darf nur kalt gewaschen und nicht abgebrüht werden, weil dabei das Beste weggeschüttet wird.

Der Eigengeschmack wird am besten erhalten, wenn man das Gemüse in seinem eigenen Saft mit Butter oder Öl dünstet oder dämpft. Außerdem ist diese Art der Gemüsekochtechnik gerade für die salzfreie Kost von besonderer Bedeutung wegen des Erhaltenbleibens der natürlichen Mineral- (vorwiegend Kalium-) Salze.

„Ein besonderer Dampftopf ist nicht nötig. Jeder gewöhnliche Topf ist brauchbar. Man gibt ganz wenig Wasser zum Gemüse und läßt es langsam darin gar werden. Es genügt, es in Fett und Zwiebeln zu schwenken. Je länger man das Gemüse so ißt, um so mehr kommt man dazu, den Eigengeschmack zu bevorzugen. Vergleichend kommt einem der Geschmack bei der üblichen Zubereitung langweilig vor, da das NaCl (Kochsalz) den Eigengeschmack verdeckt" (PEIFER).

Über Gemüse in Salatform vgl. S. 99 ff.

Man schneidet die Stengel und die unteren Blätter ab
und reibt den Boden mit Zitronensaft ein. Man setzt die
Artischocken in kochendem Wasser auf, dem man 1 Eßlöffel Weinessig zugesetzt hat, kocht sie weich und gibt
eine Holländische Soße nach Wahl dazu.

Eine Artischocke wird wie oben vorbereitet, aber auch
die oberen Blätter werden abgeschnitten, mit einem Bohrer
die Blütenfäden herausgehoben. Sie wird in Wasser mit
Essigzusatz weichgekocht. Zweckmäßig füllt man die Artischockenböden mit einer der unter Nr. 168–172 angegebenen Füllungen.

Man füllt die Artischockenböden wie folgt: Feingehackte
Zwiebeln, Champignons, gehackte Petersilie, 1 gerstenkorngroßes Stück Knoblauch in Olivenöl oder Butter anrösten, mit Tomatenpüree und salzfreiem Brösel binden
und mit $^1/_2$ g Salzersatz, Muskatnuß, Paprika würzen. Dann
setzt man die gefüllten Böden in ein mit Butter ausgestri-
chenes Geschirr und dämpft sie zugedeckt mit Wasser und
1 Teelöffel Tomatenmark im Ofen weich.

$^1/_2$ Pfund gutgewaschenem und verlesenem Spinat setzt
man 20 g in Butter angeröstete Zwiebeln zu und dämpft
ihn dann zugedeckt (etwa 10 Minuten) weich. Dann läßt
man den Spinat abkühlen und wiegt ihn ganz fein oder
dreht ihn durch die Maschine. Man kann ihn dann nach den
folgenden Rezepten fertigmachen. Sehr empfehlenswert ist
es, vom Spinat nur die Hälfte zu dämpfen und die andere
Hälfte roh gewiegt zuzusetzen.

Der Spinat wird entweder nach dem Grundrezept zubereitet oder 2 Minuten in kochendem Wasser überbrüht, abgegossen, abgekühlt und fein gehackt oder passiert. Dem so vorbereiteten Spinat setzt man 10 g Zwiebeln mit 10 g Butter hell angeröstet zu, ferner $^2/_{10}$ l süßen Rahm und würzt mit Muskatnuß, salzfreiem Hefeextrakt, etwas Pfeffer, Zucker, Kräutergewürz und fügt, nachdem der Spinat nicht mehr kocht, Salzersatz zu. Beim Anrichten träufelt man etwas braune Butter darüber.

89   **Spinat auf italienische Art**

Der wie vorher hergerichtete Spinat wird nicht passiert, sondern gehackt. Dann röstet man 10 g Zwiebeln, 1 gerstenkorngroßes Stück Knoblauch (fein zerdrückt) mit 1 Eßlöffel Öl an, fügt dem Gemisch den gehackten Spinat zu, schwenkt zusammen noch etwas über der Flamme. Dann würzt man mit $^1/_2$ g Salzersatz, 5–10 g salzfreiem Hefeextrakt, Muskatnuß, etwas Pfeffer und Kräutergewürz. Wenn zu stark geröstet und infolgedessen zu trocken, setzt man noch etwas Flüssigkeit zu.

90   **Spinat mit Tomaten**

Eine weitere Geschmacksnuancierung erreicht man, wenn man mit dem Gemisch von Knoblauch, Zwiebeln usw. eine geschälte, ausgedrückte und in Würfel geschnittene Tomate mit anröstet.

91   **Spinatpudding**

$^1/_2$ Pfund nach dem Grundrezept zubereiteter Spinat wird fein passiert, 50 g salzfreies Weißbrot ohne Rinde werden eingeweicht und ausgedrückt. Außerdem bereitet man eine Rahmsoße nach Nr. 49. Dann setzt man dem Spinat das ausgedrückte Weißbrot, 2 Löffel der Rahmsoße und 1 Eigelb zu und würzt mit $^1/_2$ g Salzersatz, Muskatnuß, etwas Pfeffer. Man rührt die Masse glatt und füllt sie in eine mit Butter ausgestrichene Puddingform und dämpft

$^1/_2$ Stunde im Wasserbad. Man stürzt den Pudding in eine Schüssel und umgibt ihn mit dem Rest der Rahmsoße.

Mangoldgemüse 92

Man zieht die Blätter von den Stengeln ab und behandelt diese wie Spinat. Die Stiele werden von der Haut befreit und in feine Streifen geschnitten, in Wasser mit Zitronensaft weichgekocht. Man bereitet eine Rahmsoße nach Nr. 49, gibt die weichgekochten Stengel in die Soße und würzt mit Zitronensaft, $^1/_2$ g Salzersatz und Muskatnuß.

Salatgemüse 93

1 Kopfsalat wird geputzt, gewaschen, unten abgeschnitten, aber ganz gelassen, in siedendem Wasser gebrüht, abgegossen, in kaltem Wasser abgekühlt und, indem man den Salat am Strunk aus dem Wasser zieht, ausgedrückt, so daß eine längliche Form entsteht. Dann schneidet man ihn der Länge nach durch, drückt ihn mit dem Messer etwas breit, schlägt die Spitzen ein und das Kopfstück darüber, so daß der Salat die Form einer Schleife bekommt. Inzwischen hat man in einem flachen Geschirr 15 g Zwiebeln in 15 g Butter angeröstet, legt den Kopfsalat darauf, übergießt ihn mit „Flüssigkeit" (oder mit der abgeschütteten Salatbrühe), würzt mit Muskatnuß, salzfreiem Hefeextrakt und etwas Kräutergewürz, bedeckt das Ganze mit einem Butterpapier und läßt es im Ofen $^1/_2$ Stunde dämpfen. Dann würzt man mit $^1/_2$ g Salzersatz nach. Man serviert den Kopfsalat auf geröstetem Brot oder im eigenen Saft.

Eskarol- und Chicoreegemüse 94

Diese beiden Salate kann man genau wie Kopfsalat (s. Nr. 93) behandeln oder auch wie Spinat.

Lauchgemüse 95

Einige Lauchstengel werden aufgeschnitten, gewaschen, zusammengebunden, in Gemüsebouillon oder in Wasser gedämpft und wie Salatgemüse weiterbehandelt.

Der Wirsing wird geputzt, von den Blattrippen befreit, mehrfach gewaschen, in siedendem Wasser weichgekocht, abgeschüttet, gekühlt, ausgedrückt und fein gehackt oder durch eine Fleischmaschine gedreht. Inzwischen hat man 15 g feingehackte Zwiebeln in 20 g Butter, 10 g salzfreiem Speck und 25 g Mehl hellbraun angeröstet, mit der abgeschütteten Flüssigkeit aufgefüllt und glattgerührt. In diese Soße wird der Wirsing eingelegt, mit 10–15 g Hefeextrakt, etwas Muskatnuß, Kräutergewürz und etwas Pfeffer gewürzt und einmal aufgekocht. Dann fügt man etwas Salzersatz hinzu.

97   **Wirsing gedämpft**

Zubereitung wie gedämpftes Weißkraut (s. Rezept Nr. 102).

98   **Gefüllter Wirsing**

Gefüllter Wirsing wird wie gefülltes Weißkraut (s. Rezept Nr. 104) zubereitet.

99   **Rotkraut**

Rotkraut wird geputzt, eingehobelt, mit etwas Zucker, Salzersatz, Nelke, Lorbeerblatt und Pfefferkörnern mariniert. Dann röstet man feingehackte Zwiebeln in Butter oder Fett an, fügt das Rotkraut hinzu, füllt mit „Flüssigkeit", in der 10 g salzloser Hefeextrakt aufgelöst ist, auf und läßt es so lange eindämpfen, bis das Kraut ganz weich ist. Man kann auch einige in Scheiben geschnittene Äpfel sowie ein Stück salzfreien Speck mitkochen.

100   **Bayrisches Kraut**

Weißkraut wird geputzt und gehobelt. Man röstet feingeschnittenen salzfreien Speck und Zwiebeln in Butter goldgelb an und gibt das Kraut dazu, füllt mit „Flüssigkeit", in der 10 g salzfreier Hefeextrakt aufgelöst ist, auf und setzt noch 1 Prise Zucker, Salzersatz, Lorbeerblatt, Nelke, Pfeffer und Kümmelkörner dazu. Man läßt 1 Stunde dämpfen, fügt noch einige kleingeschnittene, geschälte Äpfel bei und läßt weiterdämpfen, bis das Kraut weich ist und fügt nach Geschmack Salzersatz hinzu. Dann röstet man in 15 g Butter 15 g Mehl braun und bindet damit das Kraut.

Weißkraut auf flämische Art 101

Weißkraut wird geputzt, gewaschen, von dicken Blattrippen befreit und in ein Geschirr mit in Butter angeröstetem, salzfreiem Speck und Zwiebel gegeben, mit „Flüssigkeit" aufgefüllt, 1 Nelke, einige Pfefferkörner, Lorbeerblatt und Kräuterbündel zugefügt und weichgedämpft. Dann röstet man 20 g Mehl in 20 g Butter braun und bindet damit das Kraut, würzt mit etwas Muskatnuß, Kräutergewürz und $^1/_2$ g Salzersatz.

Gedämpftes Weißkraut 102

Weißkraut wird geputzt und gehobelt, mit etwas Zucker, Essig, Nelke, Lorbeerblatt, Pfefferkörner und 1 Teelöffel = 5 g Salzersatz mariniert, dann röstet man feingehackte Zwiebeln und salzfreien Speck in Butter oder Fett an, gibt das Kraut dazu und füllt mit Flüssigkeit auf. Man läßt 1 Stunde dämpfen und fügt dann einige kleingeschnittene geschälte Äpfel bei, läßt weiterdämpfen, bis das Kraut weich ist, dann röstet man Mehl in 15 g Butter braun und bindet damit das Kraut.

Weißkrautgemüse 103

Weißkrautgemüse wird wie Wirsing nach Rezept Nr. 96 zubereitet.

Gefülltes Weißkraut 104

Einige Kohlblätter werden geputzt, gewaschen und die Rippen herausgeschnitten, $^1/_4$ Stunde in kochendem Wasser abgebrüht, in kaltem Wasser gekühlt. Die einzelnen Blätter werden auf ein Brett ausgebreitet, eventuell zwei Blätter aufeinander. Man füllt mit einer Füllung nach Rezept Nr. 168 oder 172, schlägt die Blätter oben über der Füllung

zusammen und legt sie auf ein Tuch, in das man sie fest
ausdrückt. Dann streicht man ein Geschirr mit Butter aus,
belegt den Boden mit Wurzelwerk und geräuchertem, salzfreiem Speck, legt den Kohl darauf und übergießt ihn mit
„Flüssigkeit". Man fügt 1 Kräuterbündel hinzu und läßt
das Ganze 1 Stunde im Ofen dämpfen unter öfterem Begießen. Man kann auch einige Speckscheiben über den Kohl
legen. Wenn der Kohl weich ist, nimmt man ihn heraus,
passiert die Brühe nach Abschmecken mit $^1/_2$ g Salzersatz
durch ein Sieb und gießt sie darüber.

105   **Krautwickel**

Weißkraut behandelt man wie vorher, nur legt man die
Blätter auf- und nebeneinander, gibt die Füllung längs in
die Mitte der Blätter und rollt das Ganze zusammen, so daß
ein länglicher Wickel entsteht.

106   **Weinkraut (Sauerkraut) (L.)**

Eine Zwiebel in halbe Scheiben schneiden, in Palmin
oder Mischfett (Nr. 83) oder Schmelzmargarine etwas angehen lassen. Darauf 1 Pfund gutes salzfreies Weinkraut
(Sauerkraut) (vgl. Anschriftenverzeichnis S. 163/4) legen.
Hierzu $^1/_4$ l Wasser, 1 Eßlöffel Weinessig, 1 Eßlöffel Weißwein, 15 g Salzersatz, 1 Prise Zucker beigeben und zugedeckt
langsam kochen lassen. Wenn die Flüssigkeit eingekocht ist,
Wasser nachgießen. Es empfiehlt sich, etwas salzfreien Kasseler Rippenspeer im Kraut mitzukochen oder $^1/_2$ Pfund
frischen Schweinebauch. Das Kraut wird zum Schluß leicht
abgezogen, indem man eine geschälte rohe Kartoffel reibt
und mit einem Teelöffel Kartoffelmehl vermengt. Dadurch
wird das Kraut sämig. Nach Geschmack Weinessig oder
Weißwein beigeben. $^1/_2$ Eßlöffel Gänseschmalz trägt zur
Verfeinerung des Geschmacks bei.

107   **Winterkohl (Braunkohl, Krauskohl)**

Der von den Stengeln befreite Kohl wird gut gewaschen,
gebrüht, abgekühlt, gehackt oder durch die Maschine ge-

dreht. Dann röstet man etwas Knoblauch und 20 g Zwiebeln in Butter an, fügt den Kohl hinzu und füllt mit „Flüssigkeit" (dem abgegossenen Wasser) auf, dann kommt ein Stück geräucherter, salzfreier Speck dazu, und dann wird alles zusammen weichgedämpft. Man würzt mit Kräutergewürz, 10–15 g Hefeextrakt, Muskatnuß, etwas Pfeffer und $^1/_2$ g Salzersatz.

Rosenkohl 108

$^1/_4$ Pfund Rosenkohl wird geputzt und gewaschen, in wenig Wasser mit frischer Butter eingedämpft. Man würzt mit Kräutergewürz, Hefeextrakt, etwas Pfeffer, Muskatnuß und $^1/_2$ g Salzersatz. Anstatt in reiner Butter, kann man erst Zwiebeln und Knoblauch (ein wenig) in Butter anrösten und dann den Rosenkohl darin dämpfen.

Rosenkohl auf bürgerliche Art 109

Der Rosenkohl wird wie vorher eingedämpft. Dann röstet man 20 g Mehl, 20 g Butter, 20 g Zwiebeln zusammen braun, füllt mit $^2/_{10}$ l „Flüssigkeit" auf, rührt glatt und würzt mit $^1/_2$ g Salzersatz, etwas Muskatnuß, Pfeffer und Kräutergewürz und fügt den Rosenkohl dazu. (Außerdem kann man Kastanien nach Rezept Nr. 151 dazugeben.)

Kohlrabi 110

$^1/_2$ Pfund junge Kohlrabi werden geschält, gewaschen, in dünne Scheiben geschnitten, die zarten Blätter nudelartig geschnitten und in einem Geschirr mit 30 g Butter und $^1/_{10}$ l Wasser langsam unter öfterem Schwenken gargedämpft. Man würzt mit $^1/_2$ g Salzersatz, Hefeextrakt, feingewiegter Petersilie.

Kohlrabi in Rahmsoße 111

Die Kohlrabi werden wie vorher zugerichtet. Sind die Kohlrabi nicht jung und zart, muß man sie mit mehr Wasser ($^3/_{10}$ l) weichkochen. Dann fertigt man eine Rahmsoße von 15 g Butter, 15 g Mehl, $^3/_{10}$ l Rahm, $^1/_{10}$ l Kohlrabi-

brühe (welche noch auf dem Kohlrabi ist) an und rührt
die Soße glatt, fügt die Kohlrabi hinzu und würzt mit $^1/_2$ g
Salzersatz und feingehackter Petersilie.

112   **Gefüllter Kohlrabi**

2–3 Kohlrabi werden geschält, gewaschen und am Boden
ausgehöhlt. Man überbrüht mit wenig Wasser und füllt mit
einer Füllung nach Rezept Nr. 168 u. f. Dann setzt man die
Kohlrabi in eine mit Butter ausgestrichene und wie bei
gefülltem Weißkraut hergerichtete Pfanne, übergießt mit
„Flüssigkeit" und läßt die Kohlrabi weichdämpfen. Die
weitere Behandlung entspricht der des gefüllten Weiß-
krautes (s. Rezept Nr. 104).

113   **Blumenkohl**

Der Blumenkohl wird geputzt, der Strunk geschält, die
auseinandergeschnittenen einzelnen Rosen $^1/_4$ Stunde in
Wasser gelegt, um alle Unreinigkeiten gründlich zu beseitigen, das Wasser weggeschüttet. Dann kocht man den
Blumenkohl in Wasser, dem man den Saft einer halben Zitrone beigegeben hat, weich, nimmt ihn mit einem Schaumlöffel heraus, läßt ihn gut ablaufen und richtet ihn in einer
Schüssel an. Dann schüttet man 10 g in Butter geröstete
Semmelbrösel darüber und bestreut noch mit gehackter
Petersilie. – Auch kann man feingehacktes Eigelb, etwas
geriebenen salzfreien Käse, feingehackte Petersilie vorher
über den Blumenkohl streuen und dann die gebräunten
Semmelbrösel darüberschütten. Nach Belieben gibt man
zu dem Blumenkohl Holländische Soße oder Rahmsoße
oder Soße nach Rezept Nr. 60.

114   **Blumenkohl mit Tomaten**

Der wie vorher hergerichtete Blumenkohl wird in einem
fest verschlossenen Topf unter öfterem Umschwenken
25 Minuten gedünstet. Dann zieht man 1–2 frische Tomaten
ab (nachdem man sie $^1/_2$ Minute in kochendes Wasser gehalten hat), schneidet sie halb durch und, nach Entfernung

der Kerne, in kleine Würfel, röstet sie in 20 g Butter oder
Öl mit 10 g Zwiebel und etwas Knoblauch an und schwenkt
sie mit dem Blumenkohl zusammen. Man würzt mit Salzersatz, Muskatnuß und Kräutergewürz.

Überbackener Blumenkohl 115

Der Blumenkohl wird gekocht nach Nr. 113. Dann
nimmt man ihn heraus, setzt ihn in eine feuerfeste flache
Schüssel, übergießt ihn mit Rahmsoße nach Nr. 49 (Bé-
chamel), bestreut ihn mit wenig geriebenem, salzfreiem
Käse, Brösel, und beträufelt ihn mit Butter, läßt ihn dann
in einem ganz heißen Ofen überkrusten.

Brokkoli oder Spargelkohl 116

Spargelkohl kann, da er eine Blumenkohlart ist, wie
Blumenkohl zubereitet werden.

Kardon 117

Die Stengel werden geschält, in 3 cm lange Stücke geschnitten und behandelt wie Artischocken nach Rezept
Nr. 84, auch gleich mit Zitronensaft eingerieben, damit sie
nicht schwarz werden. Ihre weitere Zubereitung entspricht
dem des Kopfsalates nach Nr. 93. Sehr geeignet ist beim
Servieren die Zugabe von Ochsenmark.

Geschmorte Gurken 118

$^1/_2$ Pfund Gurken, am besten frische Salatgurken, werden
geschält, halbiert und nach Entfernung der Kerne in kleine
Stücke geschnitten. Inzwischen hat man in einer Pfanne 15 g
Zwiebeln in 20 g Butter angeröstet, gibt die Gurken dazu
und läßt sie zugedeckt weichdämpfen. Zur Bindung bestreut man etwas mit Mehl und gießt $^2/_{10}$ l sauren Rahm
dazu. Man schwenkt dann bis zur völligen Bindung und
würzt mit etwas Zucker, gehackter Petersilie, $^1/_2$ g Salzersatz und einigen Tropfen Zitronensaft.

119 Gefüllte Gurken

Die Gurken werden geschält, in 2 cm lange Stücke geschnitten und diese unter Entfernung der Kerne mit einem Kartoffelbohrer halb ausgehöhlt. In die Höhlung kommt eine Füllung nach Rezept Nr. 168 ff. Man bestreut die gefüllten Gurken mit etwas Käse und Semmelbröseln, setzt sie in eine Pfanne, welche mit Butter ausgestrichen ist, übergießt mit „Flüssigkeit" und läßt sie weichdämpfen.

120 Gedämpfte Tomaten

Man entfernt den Stiel, wäscht die Tomaten und setzt sie in eine mit Butter ausgestrichene flache Pfanne, deren Boden mit angerösteter Zwiebel bedeckt ist, schneidet die Tomaten etwas ein, bestreut sie mit etwas Zucker und etwas Salzersatz und läßt sie leicht dämpfen. Man richtet sie in einer Schüssel an, gibt den Saft darüber und bestreut sie mit Schnittlauch.

121 Tomatenpüree naturell

$^1/_2$ Pfund Tomaten in Würfel schneiden und 10 Minuten lang in einem zugedeckten Topf dämpfen und zum Ablaufen auf ein Sieb schütten. Nachdem die Brühe vollkommen abgelaufen ist, passiert man die Tomaten durch ein Sieb. Man hält dieses Püree vorrätig zum Untermischen mit Reis, Suppen usw.

122 Gefüllte Tomaten

Von einigen Tomaten schneidet man unten eine Scheibe ab, so daß die Samenkörner frei liegen, und drückt sie aus. Dann setzt man die Tomaten in eine mit Butter ausgestrichene Pfanne mit der Öffnung nach oben, füllt sie mit einer der Füllungen nach Rezept Nr. 168 u. f., überstreut mit wenig geriebenem Käse und läßt 10–15 Minuten im Ofen dämpfen.

zum Füllen von Omeletten, Pasteten usw.

100 g Tomaten werden geschält (indem man sie kurz in kochendes Wasser hält und dann die Haut abzieht), halbiert, entkernt, ausgedrückt und in kleine Würfel geschnitten. Dann röstet man 15 g Zwiebeln und etwas Knoblauch, mit Salzersatz fein verrieben, in 20 g Butter oder besser in Olivenöl an, fügt die Tomaten hinzu, läßt sie in der Pfanne auf dem Feuer gar werden. Man würzt mit etwas Paprika, Pfeffer und reichlich Petersilie.

Gebackene Tomaten 124

Schöne, feste Tomaten werden in dicke Scheiben geschnitten, mit etwas Paprika, 1 g Salzersatz, gehackter Petersilie und einigen Tropfen Zitronensaft gewürzt, in Backteig nach Rezept Nr. 208 getaucht und in schwimmendem Fett gebacken. Möglichst frisches Servieren erforderlich.

Tomatenpüree 125

Wurzelwerk (siehe unter „Vorbemerkungen" S. 57) wird mit 20 g salzfreiem, geräuchertem Speck in 20 g Butter angeröstet, dazu fügt man $^1/_2$ Pfund frische, kleingeschnittene Tomaten, bestäubt mit 10 g Mehl und läßt alles zusammen einige Minuten anrösten. Man füllt mit $^2/_{10}$ l Wasser auf und läßt $^1/_4$ Stunde kochen. Zum Schluß passiert man alles durch ein feines Sieb und schmeckt mit $^1/_2$ g Salzersatz ab. Dieses Püree ist sehr geeignet als Zusatz zu Suppen und Soßen.

Tomatenpudding 126

100 g Butter und 3 Eßlöffel Mehl schwitzen, 4 Eßlöffel Sahne dazu. Abkühlen. 6 Eigelb und 100 g geriebenen salzfreien Käse hinein. Dazu 8 Eßlöffel dickes Tomatenpüree und den Schnee der Eier. 1 Stunde kochen in gefetteter Form. Mit Gemüse umgeben oder als Zwischengericht mit Holländischer Soße.

127   **Grüne Bohnen**

$^1/_4$ Pfund junge Bohnen werden geputzt und die Fäden sorgfältig abgezogen, dann bricht man die Bohnen in Stücke. Inzwischen hat man 15 g Zwiebeln, 20 g ungesalzenen, geräucherten, feingeschnittenen Speck in 15 g Butter angeröstet. Man gibt die Bohnen dazu, füllt mit $^1/_4$ l Wasser auf, legt einen Zweig Bohnenkraut dazu und läßt sie zugedeckt weichdämpfen. Dann röstet man 15 g Mehl in 15 g Butter schön braun und bindet damit das Gemüse. Man würzt mit etwas Salzersatz, salzfreiem Hefeextrakt, Muskatnuß, Pfeffer, Kräutergewürz und eventuell einigen Tropfen Zitronensaft und feingehacktem Bohnenkraut.

128   **Bohnen auf englische Art**

$^1/_4$ Pfund junge, ganz zarte grüne Bohnen werden geputzt, in kochendem Wasser weichgekocht und noch heiß mit 20 g Butter geschwenkt. Während des Schwenkens fügt man als Würze $^1/_2$ g Salzersatz, etwas Muskatnuß und feingehacktes Bohnenkraut dazu.

129   **Junge grüne Erbsen**

$^1/_4$ Pfund junge grüne Erbsen werden gut gewaschen und in etwa 1 l Wasser mit einem Bund Petersilie gekocht. Das Wasser wird abgeschüttet und kann zur weiteren Verwendung aufgehoben werden. Die Petersilie wird entfernt. Dann werden die Erbsen mit 20 g Butter und etwas Zucker geschwenkt.

130   **Junge grüne Erbsen mit Tomaten**

$^1/_4$ Pfund junge grüne Erbsen werden roh hergerichtet wie vorher. Dann röstet man 10 g gehackte Zwiebeln, 10 g feingeschnittenen, geräucherten, ungesalzenen Speck in 10 g Butter an, fügt die Erbsen hinzu, legt ein Petersilienbündel dazu, füllt mit $^2/_{10}$ l Wasser auf und dämpft sie rasch weich. Dann fügt man ein Stück frische Butter und 1 Kaffeelöffel Tomatenpüree oder Tomatengemüse nach Rezept Nr. 121

oder 123 hinzu, würzt mit 1 Messerspitze Zucker und Salzersatz. Ansehnlicher wird es, wenn man das Tomatengemüse
nicht unter die Erbsen mischt, sondern die Erbsen mit dem
Tomatengemüse garniert.

Erbsen mit Kopfsalat und kleinen Zwiebeln   131

100 g junge grüne Erbsen werden wie vorher hergerichtet. Dann röstet man 6 kleine Zwiebeln und 4 feingeschnittene Salatblätter in 25 g Butter an, fügt die Erbsen, $^1/_{10}$ l
Wasser, etwas Zucker dazu und dämpft das Gemüse kurz
weich, bestreut mit Mehl und schwenkt es bis zur völligen
Bindung, würzt mit $^1/_2$ g Salzersatz und feingehackter Petersilie.

Spargel   132

$^1/_2$ Pfund Spargel schält man dünn ab, bindet sie zusammen, kocht sie in Wasser mit etwas Zitronensaft weich,
legt sie auf ein Tuch und entfernt den Bindfaden. Man
richtet sie mit einer Holländischen Soße (nach Rezept Nr. 40
und 41) oder Rahmsoße nach Rezept Nr. 49 oder auch nur
mit brauner Butter an.

Spargelgemüse   133

Spargel werden wie vorher hergerichtet, jedoch in kleine
Stücke geschnitten. Dann röstet man 25 g Mehl in 25 g
Butter an, füllt mit $^2/_{10}$ l Spargelwasser auf, rührt die Soße
glatt, schlägt 1 Eigelb und 1 Eßlöffel süßen Rahm und 10 g
frische Butter darunter. Man würzt mit 1 g Salzersatz und
einigen Tropfen Zitronensaft.

Spargel auf polnische Art   134

Man bereitet die Spargel vor wie in Nr. 132, richtet sie
in einer Schüssel an und bestreut sie mit hartgekochtem,
gehacktem Eigelb, feingehackter Petersilie, wenig geriebenem Käse und überschüttet sie mit in Butter gerösteten
Bröseln.

Von Sellerie werden die zarten Blätter, Stengel und Knollen geputzt und gewaschen, in 5 cm lange Stücke geschnitten, 10 Minuten in Wasser mit 1 Teelöffel Weinessig gebrüht. Inzwischen hat man eine Pfanne mit Butter ausgestrichen und sie mit Wurzelwerk und salzfreiem Speck ausgelegt. In diese so vorbereitete Pfanne wird der Sellerie gebracht, mit „Flüssigkeit" (mit dem abgeschütteten Selleriewasser) aufgefüllt und weichgedämpft. Beim Anrichten belegt man ihn mit einigen Scheiben Ochsenmark, die vorher in warmem Wasser gewässert sind, und übergießt mit dem Rest der Selleriebrühe. Man kann den Sellerie auch mit Bearnaise-Soße (Nr. 45) oder Rahmsoße (Nr. 49) servieren.

Ein Selleriekopf von etwa $^1/_2$ Pfund wird gewaschen und gebürstet. Dann kocht man ihn mit etwas Essig unter Zusatz einiger Tropfen Zitrone in Wasser weich, schält ihn, wenn er etwas abgekühlt ist, und schneidet ihn in kleine Scheiben. Dann röstet man feingeschnittene Zwiebeln in 20 g Butter an, fügt den Sellerie hinzu, übergießt ihn mit „Flüssigkeit" oder 2 Eßlöffel süßen oder sauren Rahm und 1 Teelöffel Tomatenpüree. Man würzt mit Muskatnuß, Kräutergewürz, etwas Zucker und schwenkt bis zur völligen Bindung. Man läßt den Sellerie noch 10 Minuten zugedeckt im Ofen dämpfen, würzt dann mit $^1/_2$ g Salzersatz und frisch gehackter Petersilie nach.

Ein Selleriekopf von etwa $^1/_2$ Pfund wird zunächst wie vorher hergerichtet. Man schneidet nach Halbieren den Selleriekopf in große und etwas dicke Scheiben, die mit Zitronensaft, gehackter Petersilie, etwas Muskatnuß, Salzersatz und etwas Zucker gewürzt werden, und läßt sie $^1/_4$ Stunde stehen. Dann werden die Scheiben einzeln in

---

[1] Sellerie enthält relativ viel Natrium! Vgl. S. 31 f.

Mehl getaucht und wieder abgeklopft und in Eigelb und
salzfreier, geriebener Semmel paniert. Darauf bäckt man
die Scheiben in heißem Fett (am besten Palmin oder Öl).
Man gibt Remouladensoße (Rezept Nr. 72) oder Tomatensoße (Rezept Nr. 52) dazu.

Karotten 138

$^1/_2$ Pfund Karotten werden geschält und in kleine Streifchen geschnitten. Dann röstet man 15 g Zwiebeln in Butter
an, fügt die Karotten hinzu, füllt mit Wasser auf, setzt etwas
Zucker dazu, läßt sie so weit einkochen, bis sie glaciert
erscheinen, würzt mit 10–15 g Hefeextrakt und überstreut
mit gehackter Petersilie. Man kann auch die Karotten mit
Béchamel-Soße (Rezept Nr. 49) übergießen. – Will man
auf das glacierte Aussehen der Karotten verzichten und
ein stark gebundenes Gemüse erzielen, so setzt man den
gekochten Karotten noch 2 Eßlöffel süßen Rahm zu und
läßt sie etwas weiterdämpfen.

Karotten mit jungen Erbsen 139

$^1/_2$ Pfund Karotten werden geschält, in kleine Würfel
geschnitten und mit $^1/_4$ Pfund jungen Erbsen in $^2/_{10}$ l
Wasser mit Butter, Zucker und Muskatnuß weichgekocht.
Dann mischt man 10 g Butter, 10 g Mehl, 10 g Hefeextrakt
und $^1/_2$ g Salzersatz unter das Gemüse und schwenkt es
bis zur völligen Bindung. Je nach Geschmack kann man
auch angeröstete Zwiebeln mitkochen.

Weiße Rüben 140

$^1/_2$ Pfund weiße Rüben werden geschält, gewaschen und
in kleine viereckige Streifchen geschnitten. Dann bräunt
man 10 g Zucker mit einigen Tropfen Wasser zu Karamel,
füllt mit $^4/_{10}$ l Wasser auf und gibt die Rüben dazu. Man
setzt noch 20 g Butter zu und dünstet die zugedeckten
Rüben weich, bis fast keine Flüssigkeit mehr vorhanden
ist und die Rüben schön glaciert sind.

Teltower Rübchen dürfen erst ganz kurz vor dem Kochen geschält werden, sie werden sonst behandelt wie weiße Rüben (Rezept Nr. 140).

142 **Schwarzwurzeln**

$^1/_2$ Pfund Schwarzwurzeln werden geschält, in kleine Stücke geschnitten und in Wasser, dem man 1 Teelöffel Salzersatz zugesetzt hat, gelegt, damit sie nicht schwarz werden. Man nimmt sie aus dem Wasser heraus und setzt sie mit so viel frischem Wasser auf, daß sie gerade bedeckt sind, fügt 20 g Butter und einige Tropfen Zitronensaft hinzu und kocht sie weich. Inzwischen hat man 20 g Mehl in 20 g Butter angeröstet, schüttet die Schwarzwurzeln auf ein Sieb und füllt mit der abgegossenen Flüssigkeit die Einbrenne auf. Man legiert mit Eigelb und 1 Eßlöffel saurer Sahne, gibt die Schwarzwurzeln hinzu, rührt Hefeflocken bei oder würzt mit $^1/_2$ g Salzersatz, 10–15 g Hefeextrakt, Muskatnuß und, wenn nötig, noch mit einigen Tropfen Zitronensaft.

143 **Schwarzwurzeln mit Rahmsoße**

Die Schwarzwurzeln werden wie vorher zubereitet. Wenn sie weichgekocht und abgeschüttet sind, gibt man $^2/_{10}$ l der Rahmsoße (Rezept Nr. 49) darüber.

144 **Schwarzwurzeln mit Holländischer Soße**

Zubereitung wie vorher, nur setzt man anstatt Rahmsoße $^2/_{10}$ l Holländische Soße (Rezept Nr. 40) zu.

145 **Schwarzwurzeln naturell**

Die Schwarzwurzeln werden vorbereitet wie in dem vorhergehenden Rezept, abgegossen und dann schwenkt man sie in 20 g mit Butter angerösteten Zwiebeln.

146 **Schwarzwurzeln gebacken**

Die Schwarzwurzeln herrichten wie vorher, in große Stücke schneiden und kochen, abseihen, trocknen lassen,

mit Zitronensaft, Petersilie, Salzersatz marinieren, dann in
Backteig (Rezept Nr. 208) eintauchen und in heißem Fett
backen.

Kohlrüben oder Steckrüben 147

$^1/_2$ Pfund Steckrüben werden geschält, in kleine Würfel
geschnitten, mit so viel Wasser angesetzt, daß sie gerade
bedeckt sind, und weichgekocht. Inzwischen röstet man
10 g Zwiebeln, 10 g ungesalzenen, geräucherten Speck in
20 g Butter mit 20 g Mehl an, füllt mit $^2/_{10}$ l „Flüssigkeit"
auf, rührt glatt, gibt die Steckrüben hinzu und läßt noch
einmal aufkochen. Dann rührt man Hefeflocken bei oder
würzt mit Muskatnuß, Kräutergewürz, gehackter Petersilie,
15 g salzfreiem Hefeextrakt, $^1/_2$ g Salzersatz und etwas
Zucker, eventuell noch mit einigen Tropfen Zitronensaft.

Pilze 148

Pfifferlinge, Steinpilze, Champignons, Morcheln

$^1/_2$ Pfund Pilze putzt man sehr sorgfältig, die großen
schneidet man in kleine Stücke. Dann röstet man feingehackte Zwiebeln in 20 g Butter an, fügt die Pilze hinzu,
würzt mit einigen Tropfen Zitronensaft und etwas Pfeffer
und läßt die zugedeckten Pilze langsam weichdünsten.
Dann bestäubt man sie mit 10 g Mehl, schwenkt sie gut,
gießt $^1/_{10}$ l sauren Rahm dazu, würzt mit salzfreiem Hefeextrakt und läßt sie nochmals aufkochen. Man bestreut mit
gehackter Petersilie und würzt nachträglich mit $^1/_2$ g Salzersatz.

Frische Champignons „Mimi" (L.) 149

$^1/_2$ Pfund frische Champignons putzen. Mit Mehl und
Zitronensaft tüchtig reiben und in klares Wasser legen.
Inzwischen den Saft von 1 Zitrone mit 20 g Butter heiß
stellen. Champignons vorsichtig aus dem Wasser heben
und in den Topf geben. Am besten eignet sich ein Kupfer-
topf, man kann aber auch einen einwandfreien Emailletopf
nehmen. Zugedeckt ca. 15 Minuten kochen lassen. Cham-

pignons in Scheiben schneiden. Den Fond mit 10 g Kartoffelmehl binden, 1 Eßlöffel süße Sahne zugeben und die Pilze dazu. Würzen mit 2 g Salzersatz, 1 Prise Zucker und 1 Teelöffel Kognak. 1 Scheibe salzloses Weißbrot auf einer Seite rösten, die Masse draufgeben, mit salzlosem zerriebenem Käse bestreuen, einige Butterflocken darauf, auf Eierplatte im Ofen überbacken. Salzlosen Speck in Scheiben geschnitten, gebraten dazugeben.

150   **Frische Steinpilze „bordelaise" (L.)**

$^1/_2$ Pfund frische Steinpilze sauber putzen, in Scheiben schneiden und waschen. Nun 20 g salzfreien Speck und 20 g Zwiebeln in feine Würfel schneiden und in 10 g frischer Butter goldgelb anrösten. Steinpilze daraufgeben, 1 Eßlöffel Rotwein, 2 Eßlöffel braune Soße (Nr. 61) dazugeben, 10 Minuten kochen lassen. Würzen mit Salzersatz, 1 Prise Pfeffer, feingehackter Petersilie und nach Belieben $^1/_2$ Eßlöffel Madeirawein. Dazu Reis oder Kartoffeln.

151   **Kastanien**

Die geschälten Kastanien werden in einem flachen Geschirr mit etwas Butter und etwas Zucker angeröstet, mit Flüssigkeit aufgefüllt, so daß sie bedeckt sind, dann weichgedämpft und glaciert.

152   **Mischgemüse oder Gemüseragout**

100 g gelbe Rüben, 50 g Sellerie, 50 g Kohlrabi werden in kleine Würfel geschnitten und in Wasser und Butter weichgedämpft, abgeschüttet und mit einer Rahmsoße angemacht. Mit etwas Zucker, Paprika, Muskatnuß und 1 g Salzersatz gewürzt und mit gehackter Petersilie bestreut. Auch kann man das Gemüse, nachdem man es abgeschüttet hat, mit in Butter angerösteten Zwiebeln schwenken.

Das eine oder andere der obengenannten Gemüse kann entsprechend der Jahreszeit durch ein anderes nach Wahl ersetzt werden.

Salate

GEMÜSE- UND ROHKOST-SALATE
UND DAZUGEHÖRIGE SOSSEN

Sehr geeignet für die salzfreie Kost ist die Zubereitung des Gemüses in Salatform.

Gemüsesalat kann von allen rohen Gemüsen, Rüben und Wurzeln zubereitet werden. Die beiden letzteren werden besonders schmackhaft durch Zusatz von geriebenen Äpfeln. Man kann das Gemüse zur Reinigung von Ungeziefer in kaltes Salzwasser legen, muß es dann aber im laufenden kalten Wasser gründlich nachspülen. Gerade für Rohkost-Salate ist besondere Sorgfalt beim Putzen und Waschen notwendig. Der Salat soll hübsch angerichtet werden.

Alle Salate lassen sich gut ohne Salz anmachen mit Essig oder Zitrone, Öl, etwas Pfeffer, unter Zusatz von Zwiebeln, angebratenem, salzlosem Speck, ein wenig feinverriebenem Knoblauch und reichlich Kräutern (Thymian, Majoran, Beifuß, Zitronenmelisse, Pimpernell, Tripmadam, Schnittlauch, Dill, Petersilie, Estragon, Borretsch). Ferner Senf, Paprika, Kümmel, Pfeffer, Curry, Piment, Rettich, Meerrettich, Karotten, Äpfeln. Ein Zusatz von Nährhefe oder Hefeextrakt, in heißem Wasser aufgelöst, verbessert den Geschmack des salzfreien Salates ganz wesentlich.

Zum *Fertigmachen der Rohkostsalate* eignen sich folgende Soßen:

Einfache Salatsoße 153

Der Saft $^1/_2$ Zitrone oder Weinessig, 1 Eßlöffel Olivenöl, 5 g Honig, 5–10 g salzloser Hefeextrakt, Schnittlauch, Borretsch und feingehackte Zwiebeln und Petersilie, alles zusammen gut vermischen.

Salatsoße mit saurem Rahm 154

Man verrührt $^1/_2$ Eßlöffel Weinessig oder den Saft $^1/_2$ Zitrone mit 3 Eßlöffeln saurem Rahm, 5 g Hefeextrakt, ge-

hacktem Schnittlauch, Borretsch, Zwiebeln, Petersilie und
1 Eßlöffel Salatöl (gut vermischen).

155 **Salatkräutersoße (s. auch Nr. 75)**

1 Eigelb mit dem Saft $1/2$ Zitrone verrühren, dann 5 g
Honig und 1 Eßlöffel Salatöl dazusetzen. Dann mischt man
mit dem Wiegemesser feingehackte Kräuter (wie Petersilie,
Schnittlauch, Dill, Estragon, Kerbel und Pimpernellen) und
Zwiebeln darunter.

---

156 **Gemüsesalat**

Man kocht 50 g Sellerie, gelbe Rüben und Kartoffeln
(jedes für sich), läßt erkalten und schneidet das Gemüse
und die Kartoffeln in kleine Würfel, gibt einige gekochte
Erbsen und geschnittene Bohnen dazu und mischt mit
Mayonnaise (Rezept Nr. 68). Zuletzt schneidet man einen
geschälten rohen Apfel ganz fein und mischt ihn noch
darunter. Man würzt mit Paprika, 10 g Hefeextrakt, 1 g
Salzersatz, etwas Zucker und Weinessig oder Zitronensaft
und feingeschnittenen Zwiebeln.

Man kann den Gemüsesalat der Jahreszeit entsprechend
zusammenstellen, die Zubereitungsart bleibt immer dieselbe.
Auch kann man weichgekochten Reis daruntermischen.

Eine weitere Abwechslung, besonders bei gleichzeitiger
Fleischfreiheit der salzfreien Kost, ist die Zubereitung der
Gemüse in Verbindung mit Pfannkuchen (190) und an-
deren aus Teig bereiteten Speisen.

157 **Weißkrautsalat**

$1/2$ Pfund Weißkraut wird sauber geputzt und ganz fein
gehobelt und mit $1/2$ Eßlöffel Weinessig oder dem Saft
$1/2$ Zitrone, feingehackten Zwiebeln, ein wenig feinverriebenem Knoblauch, etwas Paprika, Honig oder Zucker
mariniert; man läßt es $3/4$ Stunden stehen, übergießt es dann

mit einem Teelöffel Olivenöl oder 1–2 Löffeln Mayonnaise, würzt mit Salzersatz und 5–10 g Hefeextrakt nach und bestreut es mit feingeschnittenem Schnittlauch, garniert es mit Tomaten und Radieschen.

Rotkrautsalat 158

$^1/_2$ Pfund Rotkraut wird fein gehobelt, mit etwas Essig, feingehackten Zwiebeln, Paprika, 3 g Salzersatz mariniert und mit 30 g in kleine Würfel geschnittenem, salzfreiem Speck, welchen man in einer Pfanne ausbratet, überschüttet.

Salat auf andere Art von Weißkraut, Wirsing, 159 Rotkraut, salzfreiem Sauerkraut

$^1/_2$ Pfund Weißkraut wird auf einer groben Raffel zerkleinert und mit dem Saft $^1/_2$ Zitrone, 10 g salzfreiem Hefeextrakt, 20 g feingehackten Zwiebeln, etwas Honig, Pfeffer oder Paprika und $^1/_2$ g Salzersatz, welchen man mit etwas Knoblauch verrieben hat, und 1 Eßlöffel Olivenöl angemacht. Bei Weißkraut und Wirsing kann man Schnittlauch und einige Kümmelkörner darüberstreuen. Bei Rotkraut etwas mehr Honig anwenden; auch lassen sich hier und bei Sauerkraut ganz fein geschnittene Äpfel und Sellerie mit untermischen.

Blumenkohlsalat 160

$^1/_4$ Pfund Blumenkohl wird sauber gewaschen und geputzt, ganz, auch der Kern, auf einem Raffeleisen geraffelt, dann legt man ihn 10 Minuten in warmes Wasser, schüttet ihn auf ein Sieb, läßt das Wasser abtropfen und macht ihn dann mit Salatsoße (Nr. 153 oder 154) an.

Blumenkohlsalat mit Meerrettich 161

$^1/_4$ Pfund Blumenkohl wird geraffelt und mit 1 Eßlöffel geriebenem Meerrettich, einigen Tropfen Zitronensaft und mit 1–2 Eßlöffeln Mayonnaise oder ebensoviel saurem Rahm angemacht.

Sehr sorgfältig geputzter Spinat wird nach dem Grundrezept Nr. 87 zubereitet, man läßt ihn abkühlen, hackt ihn grob durch und macht ihn mit Salatkräutersoße an. Würzt mit 1 g Salzersatz, welches man mit etwas Knoblauch verrieben hat, nach.

Zahlreiche Gemüse können, wenn sie weichgedämpft sind, auf diese Art zubereitet oder aber einfach mit Mayonnaise gegeben werden.

163   Spinat mit Mayonnaise

$^1/_4$ Pfund sauber geputzter, gewaschener und ausgedrückter Spinat wird fein gehackt und mit 2–3 Eßlöffeln Mayonnaise (Rezept Nr. 68) angemacht. Der Spinat eignet sich sehr gut zum Füllen von Tomaten, Gurken, Kohlrabi usw.

164   Spinat mit Schlagsahne

$^1/_2$ Pfund Spinat wird geputzt, gewaschen und fein gehackt, dann mit einigen Tropfen Zitronensaft und etwas Honig mariniert und mit 1–2 Eßlöffeln festgeschlagener Sahne vermischt.

165   Rote und gelbe Rüben

$^1/_4$ Pfund rote Rüben oder gelbe Rüben werden am besten ganz fein gerieben, mit einigen Tropfen Zitronensaft und etwas Honig mariniert und dann mit 1–2 Eßlöffeln festgeschlagener Schlagsahne angemacht. Diese Masse eignet sich sehr gut zum Füllen von Tomaten, Zwiebeln, Kohlrabi.

166   Frühlingssalat

Junge gelbe oder weiße Rüben, Lauch, Sellerie, Wirsing, Tomaten (ausgedrückt), alles im gleichen Verhältnis, werden ganz fein in dünne Fädchen geschnitten, mit feingeschnittenen Zwiebeln, Zitronensaft, etwas Paprika, Schnittlauch, Borretsch und etwas Knoblauch, den man mit $^1/_2$ g Salzersatz verrieben hat, angemacht. Zuletzt mischt man noch 1 Eßlöffel Öl darunter.

150 g rohen Knollensellerie schälen, mit Zitrone be-
träufeln und in ganz dünne Streifchen schneiden. Ebenso
150 g geschälte Äpfel, vermengen mit Mayonnaise (Rezept
Nr. 68), sowie 1 Teelöffel geschlagener Sahne ohne Zuk-
ker. Würzen mit Salzersatz, 1 Prise Paprika und 1 Schuß
Weißwein. Garnieren mit hartgekochtem Ei und Tomaten.
Nach Belieben geröstete Nüsse.

Füllung für Gemüse usw.

Fleischfüllsel   168

1 altbackenes salzfreies Brötchen wird eingeweicht, ausgedrückt und mit 50 g Kalb- und 50 g Schweinefleisch vermischt, dann röstet man 20 g Zwiebeln mit etwas Petersilie
in 10 g Butter an, dreht alles zusammen durch den Fleischwolf und würzt mit ein wenig Pfeffer, 10–15 g Hefeextrakt
salzfrei, Kräutergewürz, Paprika, Majoran und Thymian
und 1 g Salzersatz, zuletzt rührt man noch 1 Eigelb darunter. – Man benutzt diese Masse zum Füllen von Weißkraut, Wirsing, Kohlrabi usw.

Reisfüllung   169

50 g Reis werden gewaschen; dann röstet man 20 g Zwiebeln in 10 g Butter an, fügt den Reis hinzu und läßt ihn
ebenfalls noch etwas mit anrösten, füllt dann mit $^2/_{10}$ 1
„Flüssigkeit" auf. Würzt mit etwas Kräutergewürz, Muskatnuß, 10 g salzfreiem Hefeextrakt, $^1/_2$ g Salzersatz und $^1/_8$
Lorbeerblatt, $^1/_4$ Nelke und läßt den Reis zugedeckt 20 Minuten langsam ziehen (nicht kochen). Dann untermischt
man ihn mit 10 g frischer Butter und ein wenig geriebenem
Parmesankäse und verwendet ihn so zum Füllen. Unter
diesen Reis kann man gedämpfte und gehackte Pfifferlinge,
Champignons oder andere Pilze mischen. Auch kann man
den Reis mit Tomaten nach Nr. 121 oder 123 untermischen
und so als Füllung verwenden.

1 hartgekochtes Eigelb wird fein gehackt, mit 20 g geriebenem Röstbrot und etwas gehackter Petersilie vermischt, dann röstet man 20 g Zwiebeln in 20 g Butter an, mischt alles zusammen, würzt mit etwas Paprika, 5–10 g Hefeextrakt, Muskatnuß, Pasteten- und Kräutergewürz und $^1/_2$ g Kochsalzersatz, welchen man mit $^1/_2$ gerstenkorngroßem Stück Knoblauch verrieben hat, und mischt eventuell noch etwas geriebenen Parmesankäse darunter.

171 **Duxelles zum Füllen**

20 g feingehackte Zwiebeln werden in 20 g Butter angeröstet, dann setzt man 50 g feingehackte Pfifferlinge oder Champignons zu und läßt sie noch etwas mit anrösten, mischt 1 Teelöffel salzfreies Tomatenpüree darunter, würzt mit etwas Muskatnuß, Paprika, Pastetengewürz und $^1/_2$ g mit ein wenig Knoblauch verriebenem Salzersatz. Bestreut nach dem Einfüllen mit etwas geriebenem Parmesankäse. – Dieser Masse kann man – wenn erlaubt – noch 50 g feingewiegtes gekochtes oder gebratenes Fleisch zusetzen.

172 **Brötchenfüllung**

2 salzfreie, trockene Brötchen werden geschält, in lauwarmem Wasser eingeweicht, gut ausgedrückt, mit in 20 g Butter gerösteten Zwiebeln auf dem Feuer trocken abgerührt, dann, wenn etwas erkaltet, mit 1 oder 2 Eigelb, etwas feingehackter Petersilie, Muskatnuß, etwas Kräutergewürz, Paprika, Pastetengewürz und $^1/_2$ g Salzersatz gut verrührt. – Dieser Masse kann man – wenn erlaubt – noch 40 g feingewiegtes rohes Fleisch zusetzen.

173 **Haferflockenfüllung**

150 g Hohenlohe-Haferflocken rührt man in $^1/_2$ l siedende Gemüsebrühe und läßt sie 5 Minuten kochen. Inzwischen werden 50 g Zwiebeln in 20 g Butter angeröstet und mit 1 Eigelb, gehackter Petersilie, Schnittlauch, Mus-

katnuß, 1 g Salzersatz, eventuell 20 g geriebenem Käse
unter den Haferflockenbrei gemischt. Diese Füllung eignet
sich zum Füllen von Tomaten, Gurken, Zwiebeln.

Kartoffeln

Kartoffeln in der Schale ("Pellkartoffeln")   174
mit Zwiebelsoße

werden am besten in Dampf gekocht und mit Butter und
Kümmel möglichst mit der Schale gegessen. Der Eigengeschmack kommt bei Pellkartoffeln am besten zur Geltung
und die Vitamine bleiben erhalten. Zwiebelsoße: Feingeschnittener salzfreier Speck wird angeröstet; in das Fett
kommen ebensoviel feingeschnittene Zwiebeln bis zur Bräu-
nung. Damit wird eine Mehlschwitze gemacht, die durch
Wasser, etwas Estragonessig oder Rotwein gebunden, mit
Pfeffer abgeschmeckt und unpassiert auf den Tisch gebracht wird. Vor dem Anrichten kann man reichlich Hefeflocken beirühren.

Gebratene Kümmelkartoffeln   175

Die Kartoffeln werden gewaschen und in eine flache
Pfanne nebeneinandergelegt, mit Butter überstrichen, mit
Kümmel bestreut und im Ofen gebacken (40 Minuten).
Man kann die Kartoffeln auch halbieren, die Schnittfläche
mit Butter bestreichen und genau wie vorher behandeln.

Gebratene Kartoffeln   176

Die Kartoffeln werden geschält, in kleine Würfel ge-
schnitten, gewaschen und in Wasser einmal aufgekocht,
abgegossen und in einer Pfanne in heißem Fett gebraten.
Dann wird das Fett abgeschüttet und die Kartoffeln in
Butter fertiggebraten, mit gehackter Petersilie und $^1/_2$ g
Salzersatz bestreut. – Auch kann man erst feingeschnittene
Zwiebeln in Butter anrösten und darin die Kartoffeln
schwenken.

177 **Bratkartoffeln**

Die Kartoffeln werden in der Schale in Wasser weichgekocht, abgeschält, in dünne Scheiben geschnitten, in
Butter mit feingeschnittenen Zwiebeln gebraten. Zuletzt
schwenkt man die Kartoffeln mit $^1/_2$ g Salzersatz, Petersilie
und ein wenig Pfeffer.

178 **Pommes frites**

Die Kartoffeln werden roh geschält, in kleine, viereckige,
lange Stäbchen geschnitten, gewaschen, abgetrocknet, in
nicht zu heißem Fett weichgedünstet, dann aus dem Fett
herausgenommen. Jetzt läßt man das Fett ganz heiß werden,
setzt die Kartoffeln wieder zu und läßt sie braun werden.
Man würzt mit $^1/_2$ g Salzersatz und etwas Pfeffer.

179 **Pommes frites auf italienische Art**

Die Kartoffeln werden zubereitet wie Pommes frites, nur
bäckt man sie anstatt in Fett in heißem Öl. Ferner röstet
man feingeschnittene Zwiebeln, gehackte Petersilie und ein
wenig Knoblauch in Öl an, mischt sie, falls vorhanden und
erlaubt, mit einem Rest salzfreier Bratensoße, gibt dann die
gebackenen Kartoffeln dazu und schwenkt das Gemisch
gut über der Flamme.

180 **Kartoffel-Chips**

Die Kartoffeln werden geschält, gewaschen und in ganz
dünne, runde Scheiben geschnitten. Dann werden sie weiter
wie Pommes frites behandelt und in heißem Fett knusprig
gebacken.

181 **Kartoffelbrei**

$^1/_2$ Pfund Kartoffeln werden geschält, gewaschen, in
kleine Stücke geschnitten, in Wasser weichgekocht, abgeschüttet, durch eine Presse gedrückt und heiß zuerst mit
einem Stück Butter und dann mit 2 Eßlöffeln Wasser und
2 Eßlöffeln süßem Rahm verrührt. Man würzt mit Salz-

ersatz, eventuell überschüttet man mit gerösteten Semmelbröseln oder brauner Butter oder mit feingehackten, in
Butter goldgelb gerösteten Zwiebeln.

Kartoffelschnee 182

$^1/_2$ Pfund Kartoffeln werden geschält, gewaschen und in
Wasser oder Dampf gekocht, abgeschüttet. Man läßt die
Kartoffeln ausdämpfen und drückt sie trocken durch die
Presse in das zu servierende Geschirr. Man bestreut mit
Petersilie und übergießt mit brauner Butter.

Zwiebelkartoffeln 183

$^1/_2$ Pfund Kartoffeln werden geschält, gewaschen, in
Stücke geschnitten, in Wasser oder Dampf gekocht und
dann abgeschüttet. Dann röstet man 20 g feingeschnittene
Zwiebeln in 15 g Butter an und schwenkt die trockenen
Kartoffeln darin und bestreut sie mit gehackter Petersilie.
Man würzt mit 1 g Salzersatz und 10 g salzfreiem Hefe-
extrakt. Man kann auch in der Schale gekochte Kartoffeln,
solange sie noch heiß sind, zu Zwiebelkartoffeln verwenden.

Petersilienkartoffeln 184

Kartoffeln werden gekocht wie vorher. Dann röstet man
20 g Butter mit gehackter Petersilie an und schwenkt die
Kartoffeln darin. Man würzt mit $^1/_2$ g Salzersatz und ein
wenig Pfeffer.

Petersilienkartoffelgemüse 185

$^1/_2$ Pfund Kartoffeln werden in der Schale gekocht, geschält und in Scheiben geschnitten. Inzwischen hat man
15–20 g Butter und 25 g Mehl hell angeröstet, mit $^1/_2$ l
Flüssigkeit aufgefüllt und mit einem Schneebesen die Soße
glattgerührt. Man fügt feingehackte Petersilie, den Saft
von $^1/_2$ Zitrone, 5–10 g Nährhefeflocken oder salzfreien
Hefeextrakt und etwas Muskatnuß hinzu sowie $^1/_2$ g Salzersatz, mischt die Kartoffeln darunter und läßt sie dann

nochmals aufkochen. Diese Art der Zubereitung eignet sich besonders zu gekochtem Fleisch.

186   Braunes Kartoffelgemüse

Die Kartoffeln werden gekocht, geschält und in dünne Scheiben geschnitten. Dann röstet man 20 g Butter, 20 g Mehl, 15 g Zwiebeln und 20 g salzfreien, in kleine Würfel geschnittenen Speck braun, füllt mit $^2/_{10}$ l Wasser auf, rührt glatt, fügt 1 Teelöffel salzfreien Senf, den Saft von $^1/_4$ Zitrone hinzu. Man würzt mit Kräutergewürz und Hefeflocken oder salzfreiem Hefeextrakt. Jetzt schwenkt man die Kartoffeln in dieser Soße, läßt sie nochmals aufkochen und fügt zuletzt noch $^1/_2$ g Salzersatz dazu.

187   Tomatenkartoffelgemüse

$^1/_2$ Pfund rohe Kartoffeln werden geschält, in Scheiben geschnitten und gewaschen. Dann röstet man 15 g Zwiebeln, 15 g salzfreien, feingeschnittenen Speck in 20 g Butter an, füllt mit $^3/_{10}$ l Flüssigkeit auf, mischt 1 Eßlöffel Tomatenpüree darunter, fügt die Kartoffeln hinzu und läßt alles zusammen weichkochen. Man läßt außerdem eine mit Lorbeer und Nelken gespickte Zwiebel mitkochen. Wenn die Kartoffeln weich sind, nimmt man die Zwiebel heraus und würzt mit etwas Paprika, Muskatnuß, Kräutergewürz und $^1/_2$ g Salzersatz.

188   Kartoffelauflauf (eiweißreich)

$^1/_2$ Pfund mehlige Kartoffeln werden in der Schale gekocht, heiß geschält und durch ein Sieb gedrückt, mit 20 g Butter auf dem Feuer abgerührt. Dann läßt man sie etwas abkühlen und rührt 2 Eigelb mit 1 Eßlöffel süßen Rahm darunter. Man würzt mit Muskatnuß und $^1/_2$ g Salzersatz. Dann zieht man den festgeschlagenen Schnee von 2 Eiweiß darunter, füllt die Masse in eine mit Butter ausgestrichene Auflaufschüssel, bestreut mit Semmelbrösel und wenig geriebenem Käse und bäckt sie im Ofen. Sehr geeignet als Zugabe zu gedämpftem Fleisch oder Ragout.

$^1/_2$ Pfund in der Schale gekochte Kartoffeln heiß schälen, durch ein Sieb drücken und mit 1 Eigelb, 10 g Mehl, 10 g Butter, Muskatnuß und $^1/_2$ g Salzersatz zu einem Teig verrühren, kleine runde Kugeln formen, diese in Mehl, Eigelb und Semmelbröseln panieren und in heißem Fett backen.

Duchesse-Kartoffeln 190

$^1/_2$ Pfund geschälte Kartoffeln kochen, durchpassieren, 1 Eigelb, 10 g Butter, 1 Eßlöffel süße Sahne, Muskatnuß und $^1/_2$ g Salzersatz darunterrühren, in eine Teigspritze füllen und auf ein mit Butter bestrichenes Backblech in Form von kleinen Pastetchen spritzen. Statt zu spritzen kann man auch diese Masse auf dem Brett ausrollen und zu kleinen Plätzchen formen und auf ein Backblech setzen. Mit Eigelb bestreichen und im Ofen backen.

Rahmkartoffeln 191

Die in der Schale gekochten Kartoffeln werden geschält, in Scheiben geschnitten, mit Rahmsoße (Rezept Nr. 49) übergossen, mit einigen Tropfen Zitronensaft und Muskatnuß gewürzt, durchgeschüttelt und aufgekocht. Man bestreut mit gehackter Petersilie und würzt mit $^1/_2$ g Salzersatz und ein wenig Muskatnuß. Man kann diese Rahmkartoffeln in eine mit Butter ausgestrichene Auflaufschüssel füllen, mit Semmelbröseln und wenig geriebenem Käse bestreuen, zerlassene Butter darüberträufeln und im Ofen backen.

Majorankartoffeln 192

$^1/_2$ Pfund rohe, geschälte, in Scheiben geschnittene Kartoffeln werden in ein nicht zu großes Geschirr mit reichlich Butter eingelegt, mit $^2/_{10}$ l saurem Rahm übergossen, mit Majoran, ein wenig Paprika, einigen Tropfen Zitronensaft gewürzt und zugedeckt weichgedämpft. Man würzt mit etwas Salzersatz nach.

193   **Kartoffelgemüse**

10 g Sellerie, 10 g Lauch, 10 g Zwiebeln, 10 g Karotten werden fein gewiegt, in 20 g Butter angeröstet, $1/_2$ Pfund in Würfel geschnittene, geschälte Kartoffeln hinzugesetzt, mit Flüssigkeit bis zur völligen Überdeckung aufgefüllt und zugedeckt weichgekocht. Man würzt mit Muskatnuß, 10 g salzlosem Hefeextrakt oder Hefeflocken, 1 g Salzersatz, etwas Kräutergewürz und gehackter Petersilie. – Am geeignetsten als Zugabe zu gekochtem Ochsenfleisch.

194   **Bauernkartoffeln**

$1/_2$ Pfund roh geschälte Kartoffeln in kleine Würfel schneiden, waschen und in reichlich Fett braten. Nachdem die Kartoffeln halbweich sind, wird feingeschnittene Zwiebel und in kleine Würfel geschnittener salzfreier Speck zugesetzt und fertiggebraten. Man würzt mit gehackter Petersilie, $1/_2$ g Salzersatz und etwas Pfeffer.

195   **Kartoffelnudeln**

$1/_2$ Pfund kalte, geschälte Pellkartoffeln werden gerieben, mit 1 Ei, 1 Eßlöffel Mehl, Muskatnuß, $1/_2$ g Salzersatz und gehackter Petersilie vermengt, in kleine Nudelformen gebracht und in einer Pfanne in zerlassener Butter braun gebacken. Man kann sie auch in eine mit Butter ausgestrichene Bratpfanne setzen und im Ofen backen, mit saurem Rahm übergießen und darin schmoren lassen.

196   **Kartoffelpfannkuchen** (eiweißreich)[1]

1 Pfund Kartoffeln werden geschält, roh gerieben und mit 1 Eßlöffel Mehl, 2 Eigelb, Muskatnuß und 1 g Salzersatz verrührt. In heißem Fett oder Olivenöl werden kleine Kuchen davon gebacken.

197   **Kartoffelklöße** (eiweißreich)[1]

1 Pfund Kartoffeln werden in der Schale gekocht, geschält und nach Erkalten durch die Maschine gedreht oder

---

[1] Lassen sich - wenn nicht sehr strenger Kochsalzentzug erforderlich ist - leicht mit „Pfanni"-Teig (kochsalzarm) herstellen. Siehe Anschriftenverzeichnis S. 166.

auf einem Reibeisen gerieben. 1 Eßlöffel Kartoffelmehl,
1 Eßlöffel Grieß, 2 Eigelb, Muskatnuß, Majoran, 1 g Salzersatz, gehackte Petersilie und 20 g feingeschnittene, angeröstete Zwiebeln werden unter die Masse gemischt, alles
gut durchgeknetet. Man formt kleine runde Klößchen, in
die man geröstete Brotwürfel steckt. Man rollt die Klöße
in Mehl oder Kartoffelmehl und kocht sie in siedendem
Wasser, bis sie an die Oberfläche steigen. Dann richtet man
die Klöße in einer Schüssel an und übergießt sie mit in
Butter braungerösteten Semmelbröseln.

Es empfiehlt sich, bei diesem Gericht eine kleine Probe
von der Masse zu machen, da die Kartoffeln nicht immer
von gleicher Qualität sind. Ist nämlich die Masse nicht fest
genug, so löst sie sich im Wasser auf und man muß noch
mehr Grieß oder Kartoffelmehl zusetzen. Am besten eignen
sich mehlige Kartoffeln zu Kartoffelklößen.

Saftkartoffeln (Pommes fondants)   198

$^{1}/_{2}$ Pfund Kartoffeln werden roh geschält und mit reichlich kaltem Wasser bis zum Aufkochen erhitzt und abgeschüttet, dann in reichlich Fett angebraten und das Fett
abgeschüttet. Inzwischen hat man in einem flachen Geschirr
20 g Zwiebeln und 20 g salzfreien Speck in 10 g Butter
geröstet, mit 2 Eßlöffeln salzfreiem Tomatenpüree und
$^{2}/_{10}$ l Flüssigkeit abgelöscht und mit einer Messerspitze
Bratenkräutermehl, Sellerie- und Tomatenmehl, 10–15 g
Nährhefe oder Hefeextrakt salzlos, etwas Knoblauch und
Zwiebelpulver, Paprika, Pfeffer, Majoran, Thymian und
1 g Salzersatz gewürzt. In diese Mischung setzt man die
Kartoffeln, welche man vorher mit einer Gabel flachgedrückt
hat, und läßt sie im Ofen noch einige Minuten dämpfen
und bestreut mit gehackter Petersilie.

Macairekartoffeln (L.)   199

$^{1}/_{2}$ Pfund geschälte Kartoffeln nicht zu weich kochen,
durchpassieren. Inzwischen 20 g feingeschnittenen salzlosen
Speck mit 10 g Zwiebeln in 20 g Butter hell anrösten und

unter die Kartoffelmasse geben, ferner 1 Ei, gehackte Petersilie, 2 g Salzersatz sowie 1 Strich Muskat. Tisch leicht mit Mehl bestäuben und die Masse noch warm zu dicker Rolle formen. Abkühlen lassen und in ca. 2 cm dicke Scheiben schneiden. Langsam in Butter braten.

200   **Idealkartoffeln** (L.)

$^3/_4$ Pfund geschälte Kartoffeln nicht zu weich kochen, durchpassieren. Eine Brandteigmasse nach Rezept 207 herstellen, ohne Zusatz von Käse, und tüchtig unter die passierten Kartoffeln mengen. Im Spritzbeutel mit Sterntülle auf Butterpapier kleine Plätzchen spritzen. Eine abgezogene Mandel hineinstecken und in heißem Palmin oder Öl ausbacken. Wie alle fettgebackenen Speisen müssen auch diese Kartoffeln auf ein Tuch gelegt werden, damit das Fett gut abtropfen kann.

Verschiedene Teigarten und ihre Verwendung

Die Kohlehydrate (Stärke- und Zuckerstoffe) spielen in der salzfreien Kost, besonders aber in der Ernährung Herz-, Nieren- und Kreislaufkranker eine besondere Rolle. So sind z. B. reine Kohlehydrattage, wie etwa Reis- oder Kartoffeltage, empfohlen worden. Es wird häufig notwendig sein, entweder mit kohlehydratreichen Speisen das gesamte Tagesprogramm zu bestreiten oder bei sonst geringer Nahrungsaufnahme in Form von Eis oder Puddings möglichst kalorienreiche und leicht zu vertragende Speisen zuzuführen. Für diese Zwecke eignet sich besonders gut statt des gewöhnlichen Zuckers der Traubenzucker „Dextropur". Traubenzucker hat den gleichen Nährwert wie gewöhnlicher Zucker, aber nur etwa die *Hälfte* seiner Süßkraft. Man kann daher, wenn man reichlich Nährwerte zufügen will, ohne den Geschmack der Speisen zu ändern, statt des gewöhnlichen Zuckers in allen Rezepten, besonders der Süßspeisen, die *doppelte* Menge Dextropur einsetzen, der sich küchentechnisch wie der übliche Zucker verarbeiten läßt. Der bei salzfreier Kost häufig mangelnde Appetit wird durch reichlichen Traubenzuckergenuß oft wieder gesteigert. Ausdrücklich hingewiesen sei in diesem Zusammenhang auf das im Städtischen Krankenhaus Frankfurt-Sachsenhausen ausgearbeitete Rahmeis-Rezept, das in etwas abgewandelter Form im Rezept 267 niedergelegt ist. Dadurch, daß man das Rahmeis durch ein täglich geändertes Geschmackskorrigens, wie Vanille und Fruchtmark aller Art, abwechslungsreich gestalten kann, erreicht man auch über längere Zeit genügende Abwechslung.

Wenn auch die vorliegende Rezeptsammlung, wie aus dem Untertitel hervorgeht, in erster Reihe für die diätetische Ernährung der Herz-, Nieren- und Kreislaufkranken bestimmt ist, besteht Veranlassung, ein wesentliches Indikationsgebiet kochsalzfreier Kost in den folgenden Rezepten zu berücksichtigen, nämlich die *Fettsucht*, die im Gegensatz zu oben Gesagtem *Beschränkung* der Kohlehydrate (Zuckerstoffe) im Rahmen der kochsalzfreien Kost erfordert. Soll eine diätetische Behandlung der Fettsucht nach hier angewandten Grundsätzen der Kochsalzfreiheit durchgeführt werden, so muß man Zucker durch Süßstoff ersetzen. Es bedarf dazu hier nicht der Aufführung von Süßstoff-Sonderrezepten, wenn man die folgenden Vorschriften beachtet:

Kristallsüßstoff ist überall ohne ärztliches Rezept erhältlich. Er wird in folgenden Formen empfohlen:

Sukrinetten 75 proz. 450 fache Süßkraft,
  1 Sukrinette = 2 Stück Würfelzucker;
Süßstofftabletten 20 proz. 110 fache Süßkraft,
  1 Tablette = $1^1/_2$ Stück Würfelzucker.

Süßstoff löst sich in kalter und warmer Flüssigkeit und kann unbedenklich mitgekocht werden. Die Umrechnung in den entsprechenden Süßwert ist nach den obigen Angaben sehr einfach.

Die Domäne der Süßstoffanwendung ist die Zuckerharnruhr (Diabetes), auf deren diätetische Behandlung einzugehen nicht Zweck dieser Rezeptsammlung ist.

201   **Pfannkuchen** (eiweißreich)

100 g Mehl, $^2/_{10}$ l Sahne rührt man zu einem glatten Teig, fügt 2 Eigelb (oder 1 ganzes Ei) hinzu und rührt nochmals durch, setzt ein wenig Zucker hinzu und bäckt in kleiner Pfanne in wenig heißer Butter kleine, dünne Pfannkuchen.

202   **Nudeln** (eiweißreich)

Man mischt 125 g durchgesiebtes Mehl mit einem ganzen Ei (oder 2 Eigelb), 1 Eßlöffel Wasser, Muskatnuß und 1 g Salzersatz zu einem festen Teig und läßt ihn zugedeckt 1 Stunde stehen. Dann rollt man den Teig mit einer Rolle ganz dünn aus, legt ihn $^1/_2$ Stunde auf ein Tuch zum Trocknen, rollt ihn zusammen und schneidet nach Belieben kleinere oder größere Streifchen, die man zum völligen Trocknen ausgebreitet auf ein Brett legt. Diese Nudeln, in Wasser abgekocht, kann man wie Reis mit Tomaten weiterverarbeiten oder mit gerösteten Butterbröseln überschütten. Man würzt mit etwas Salzersatz nach.

203   **Gebackene Spätzle** (eiweißreich)

Von 250 g Mehl, $^1/_4$ l Sahne oder Sahnenmischung und 2 Eigelb rührt man einen glatten Teig, fügt Muskatnuß und $^1/_2$ g Salzersatz hinzu und schlägt den Teig mittels eines Holzlöffels. Dann legt man ihn auf ein angefeuchtetes Brett und schabt mit einem breiten Messer lange dünne Streifchen, die sofort in kochendes Wasser kommen. Sobald die Spätzle im Wasser wieder hochsteigen, holt man sie mit einem Schaumlöffel heraus, läßt sie in kaltem Wasser abkühlen und auf ein Sieb auflaufen. Dann brät man sie in heißer Butter braun an, würzt mit etwas Salzersatz und Kräutergewürz nach.

204   **Hefeteig**

$^1/_2$ Pfund Mehl wird gesiebt und warm gestellt. Dann löst man 10 g Hefe in $^2/_{10}$ l warmer Sahnenmischung auf, rührt damit in der Mitte des Mehles einen dickflüssigen Teig an und stellt ihn wieder an einen warmen Platz zum

Aufgehen. Dann setzt man 30 g Zucker[1], 40 g zerlassene Butter, 1 Eigelb und das Abgeriebene einer halben Zitrone zu und mengt einen glatten Teig an, der so lange geschlagen wird, bis er sich vom Schüsselrand und Löffel löst. Dann läßt man den Teig nochmals an einem warmen Ort aufgehen. Vor der weiteren Verarbeitung schlägt man ihn wieder zusammen und kann ihn so zu verschiedenen Zwekken verwenden, aber vor dem Backen muß der Teig immer nochmals gehen.

Blätterteig   205

250 g Mehl werden mit $1/8$ 1 Wasser, 50 g Butter und 1 Eigelb zu einem Teig geknetet, den man dann zugedeckt $1/4$ Stunde kühl stehen läßt. Inzwischen knetet man 200 g gute Butter durch, formt sie in ein viereckiges Stück und läßt sie ebenfalls kühl stehen. Nun rollt man den Teig 1 cm dick aus, legt die Butter darauf, schlägt den Teig von allen vier Seiten darüber, drückt ihn mit einer Rolle in viereckige Form, schlägt ihn wiederum von beiden Seiten nach der Mitte zusammen und stellt ihn $1/4$ Stunde kühl. Dann rollt man ihn nochmals aus und schlägt ihn wieder nach der Mitte zusammen. Diese sogenannte Tour wiederholt man fünf- bis sechsmal. Dann ist der Teig fertig und zu verschiedenen Zwecken verwendungsfähig.

Mürbeteig (eiweißreich)   206

200 g Mehl (durchgesiebt) werden auf ein Brett oder eine Marmorplatte geschüttet, dann macht man in der Mitte eine Vertiefung und gibt in diese 70 g Zucker, 125 g Butter, 2 Eigelb, $1/10$ 1 Sahne und $1/4$ Stange Vanille, knetet die in der Vertiefung liegende Masse gut durch und dann schnell das Mehl darunter. Es ist darauf zu achten, daß der Teig durch das Kneten nicht warm wird, weil er sonst später beim Backen seinen Charakter als Mürbeteig verliert. Man läßt den Teig ruhen und kann ihn dann zu Plätzchen formen oder zu Obstkuchen, Törtchen usw. verwenden.

---

[1] Siehe Vorbemerkung S. 112.

207　　**Brandteig (Grundmasse) (eiweißreich)**

$^1/_4$ l Sahnenmischung, 30 g Butter werden zum Kochen
gebracht, dann 125 g gesiebtes Mehl schnell hineingerührt,
auf dem Feuer abgerührt, bis sich die Masse vom Boden
löst. Dann läßt man die Masse etwas abkühlen und rührt
nach und nach 3 ganze Eier darunter.

Will man diese Masse zu Süßspeisen verwenden, dann
fügt man ihr 20 g Zucker, Vanille oder abgeriebene Zitronenschale bei. Will man sie zu Vorspeisen, Mehlspeisen
oder Zwischengerichten verwenden, so würzt man mit
Muskatnuß, $^1/_2$ g Salzersatz und wenig geriebenem Käse.

208　　**Backteig**

Man rührt 125 g Mehl mit $^1/_8$ l Wasser, einigen Tropfen
Olivenöl zu einem dickflüssigen Teig an und zieht einen
festen Eiweißschnee von 1 Ei und 1 Eigelb darunter. Man
würzt mit $^1/_2$ g Salzersatz und etwas Zucker. Diesen Teig
stellt man kühl bis zum Gebrauch.

209　　**Bierteig (eiweißreich) (L.)**

100 g Mehl werden mit $^1/_8$ l hellem Bier zu einem Teig
angerührt, dazu kommen 1–2 Eigelb, 1 Tropfen Öl und
1 Prise Zucker. Das Eiweiß wird zu Schnee geschlagen
und kurz vor dem Backen unter den Teig gerührt. Es empfiehlt sich, den angerührten Teig (ohne Schnee) ca. $^1/_2$
Stunde bei Zimmertemperatur stehenzulassen.

210　　**Römische Pastetchen**

Von einem dickflüssigen Pfannkuchenteig (Nr. 201),
unter den man einige Tropfen Öl gemischt hat, bäckt man
mittels eines Pasteteneisens kleine Pastetchen, indem man
das Eisen in genügend Fett heiß werden läßt. Dann taucht
man das heiße Eisen in den Pfannkuchenteig, bis er daran
hängt. Nun hält man das Eisen mit dem anhängenden Teig
wieder ins heiße Fett und bäckt den Teig knusprig. Man
füllt die Pastetchen nach Belieben, z. B. mit Gemüseragout,
Erbsen, Tomaten (Nr. 123), Fleisch, Ragout fin.

Man vermengt 100 g Mehl, 10 g Butter, $^1/_{10}$ l warmes
Wasser und 1 Eigelb zu einem weichen, aber zähen Teig,
den man dann stehen läßt. Diesen Teig kann man zu
verschiedenen Strudeln verwenden (Rahmstrudel, Apfelstrudel).

Gefüllte Pfannkuchen 212

Von Pfannkuchenteig nach Nr. 201 breitet man kleine
Pfannkuchen wie beschrieben, breitet sie auf ein Brett aus
und bestreicht sie mit gekochtem oder püriertem Gemüse,
z. B. Spinat, Pilzen, Tomaten (nach Nr. 123) oder haschier-
tem und püriertem Fleisch, rollt sie zusammen und serviert
sie warm. Dieses Gericht ist sehr geeignet als Vor- oder
Mittelgericht oder als Abendessen mit Gemüsefüllung und
Salatbeilage bei fleischfreier Kost.

Gefüllte Pfannkuchen gebacken 213

Man bereitet gefüllte Pfannkuchen nach Nr. 212, schneidet sie in der Mitte schräg durch, paniert sie in Mehl, Eigelb
und Semmelbröseln und backt sie in heißem Fett bis zum
Braunwerden. Sehr geeignet ist die Zugabe von Mayonnaise, Remouladen- oder Tomatensoße.

Palatschinken (Süßspeise) 214

Man bäckt ganz flache, dünne Pfannkuchen nach Nr. 201
und bestreicht sie mit feinem Fruchtgelee, rollt sie zusammen, bestreut sie mit Staubzucker und serviert sie warm.

Apfelpfannkuchen 215

Man bereitet einen Pfannkuchenteig nach Nr. 201 mit
Eiweißschnee, schneidet einen geschälten Apfel (am besten
Reinetten) in feine Scheiben und mischt ihn unter die Masse.
Man bäckt kleine Pfannkuchen in reichlich Palmin recht
heiß.

Statt der Apfelscheiben, wie im vorhergehenden Rezept, kann man auch andere Obstsorten verwenden. Es eignen sich am besten: entsteinte Kirschen, Pflaumen, Aprikosen, Mirabellen, Ananas, Heidelbeeren, Johannisbeeren, Himbeeren. Man gibt den fertigen Teig in eine mit Butter ausgestrichene Pfanne, streut das Obst darüber, dann wird nochmals Masse aufgetragen und von beiden Seiten fertiggebacken.

217   **Rissollen, Ravioli**

Aus dünn ausgerolltem Blätterteig nach Nr. 205 sticht man runde Böden aus, gibt 1 Teelöffel voll Ragout fin in die Mitte, bestreicht die Ränder der Böden mit Eigelb, klappt die eine Seite fest aufeinander, bestreicht sie mit Eigelb und bäckt sie im Ofen auf einem Blech oder in schwimmendem Fett. In letzterem Falle braucht man sie nicht mit Eigelb zu bestreichen. Statt feinem Ragout kann man Gemüseragout, Spinat, Fischragout oder Pilzfüllung wie bei den gefüllten Tomaten (Rezept Nr. 122) einfüllen.

218   **Pastetchen mit Gemüse**

Man füllt Blätterteigpastetchen (nach Nr. 205) mit Gemüseragout usw. (siehe Rezept Nr. 217).

219   **Blätterteigstäbchen mit Kümmel**

Blätterteig wird dick ausgerollt, in feine Streifen geschnitten, auf ein Backblech gelegt, mit Eigelb bestrichen, mit Kümmel bestreut und im Ofen gebacken. Man kann auch die Streifen anstatt mit Kümmel mit wenig Käse bestreuen.

220   **Krusteln oder Croquetten von Gemüse**

Man kocht eine dicke Rahmsoße nach Nr. 49 oder Deutsche Soße nach Nr. 48, fügt $^1/_2$ Pfund feinpassierten Spinat hinzu, rührt mit Eigelb an, würzt mit $^1/_2$ g Salzersatz und etwas Muskatnuß, ein wenig Pfeffer, Kräutergewürz

und gibt alles in eine flache, mit Butter ausgestrichene
Schüssel. Man läßt es erkalten, formt kleine, viereckige
Stücke, paniert dieselben mit Mehl, Eigelb und Semmelbröseln und bäckt sie in schwimmendem Fett. Dazu gibt
man Remouladen- oder Tomatensoße. Anstatt Spinat kann
man auch Gemüseragout oder fast alle erwähnten Gemüse-
arten verwenden.

Krusteln von Reis   221

50 g Reis gut waschen und abtropfen lassen, mit 20 g
feingehackter Zwiebel in 20 g Butter anrösten, dann mit
$^1/_4$ l Flüssigkeit oder Sahnenmischung auffüllen, aufkochen
und zugedeckt 20–25 Minuten ziehen lassen. Dann 1 Eigelb
darunterrühren, mit $^1/_2$ g Salzersatz, Kräutergewürz und
Muskatnuß würzen und auf mit Butter bestrichenes Papier
1 cm dick aufstreichen. Nach Erkalten in viereckige Stücke
formen, panieren wie vorher und in schwimmendem Fett
backen.

Will man die Krusteln als Süßspeise benutzen und nimmt
dann Sahnenmischung, so würzt man mit Vanille oder Zitronenschale und etwas Zucker statt Kräutergewürz und
Muskatnuß und Salzersatz. Man gibt Vanillesoße dazu.

Krusteln von Makkaroni oder Spaghetti   222

Makkaroni oder Spaghetti werden fein gebrochen, in siedendem Wasser weichgekocht, abgegossen und mit einer
dicken Rahmsoße und Eigelb angemacht. Man würzt mit
$^1/_2$ g Salzersatz, etwas Kräutergewürz, Muskatnuß. Dann
werden sie auf eine mit Butter bestrichene Platte flach ausgelegt und kalt gestellt. Nach dem Erkalten schneidet man
die Makkaroni usw. in kleine, längliche Vierecke, paniert
und bäckt sie wie bei Rezept Nr. 221.

Krusteln von Grieß (eiweißreich)   223

$^1/_4$ l Sahnenmischung mit Muskatnuß und $^1/_4$ g Salzersatz
würzen und aufkochen lassen. Dann läßt man 65 g Grieß
einlaufen, gibt 2 Eigelb darunter und gibt alles auf ein

mit Butter bestrichenes Blech. Dann verfährt man weiter nach Rezept Nr. 222. Stellt man die Krusteln als Süßspeise mit Zucker, Zitronenschale und Sahnenmischung her, dann serviert man Vanillesoße dazu. Verwendet man die Krusteln als *Gemüsebeilage*, nimmt man als Grundlage Gemüsebouillon (statt Sahnenmischung) und würzt mit Muskatnuß, etwas Paprika, $^1/_4$ g Salzersatz und serviert dazu Remouladen- oder Tomatensoße.

224   Butternockerln

100 g Butter schaumig rühren, 2 Eigelb nach und nach darunterrühren, mit 125 g Mehl mischen, mit Muskatnuß und $^1/_2$ g Salzersatz und ein wenig Paprika würzen. Mit einem Löffel werden dann kleine Klößchen geformt und in kochendes Wasser gelegt. Wenn sie an die Oberfläche steigen, nimmt man sie heraus, läßt sie ablaufen und übergießt sie mit gerösteten Butterbröseln. Man kann sie auch erst mit etwas geriebenem Käse bestreuen und dann Brösel darüberschütten.

225   Grießnockerln

In $^1/_4$ l Sahnenmischung läßt man 60 g Grieß einlaufen. 10 Minuten kochen lassen. Man würzt mit $^1/_4$ g Salzersatz und Muskatnuß, läßt die Masse etwas abkühlen und rührt dann 2 Eigelb darunter, formt mit einem Löffel kleine Klößchen, legt sie in kochendes Wasser und behandelt sie wie Butternockerln. Man kann die Masse auch auf eine mit Butter ausgestrichene, flache Schüssel setzen, mit Rahmsoße übergießen, Brösel darüberstreuen, zerlassene Butter darüberträufeln und im Ofen leicht überbacken.

226   Butternockerln auf andere Art

Von Brandteig (Nr. 207) formt man kleine Klößchen und legt sie in kochendes Wasser. Wenn sie an die Oberfläche gestiegen sind, nimmt man sie heraus, legt sie in ein feuerfestes Geschirr und gibt etwas Rahmsoße darüber.

Ferner streut man Semmelbrösel, geriebenen Käse und zerlassene Butter darüber und bäckt $^1/_4$ Stunde langsam im Ofen.

Salzburger Nockerln (eiweißreich) 227

$^1/_4$ l Sahnenmischung, 20 g Zucker, Zitronenschale oder Vanille aufkochen lassen, 125 g Mehl schnell darunterrühren und so lange auf dem Feuer rühren, bis sich die Masse vom Geschirr löst und keine Knollen darin sind, dann den Teig abkühlen lassen. 1 Eigelb und 1 ganzes Ei nach und nach darunterrühren. Dann formt man mit einem Kaffeelöffel kleine Klößchen legt sie in kochende Sahnenmischung mit etwas Vanillegeschmack und läßt sie 10 Minuten ziehen. Man nimmt dann die Nockerln heraus, zieht die Sahnenmischung mit 1 Eigelb ab, richtet die Nockerln in einer Backschüssel an, übergießt sie mit der Sahnenmischung und läßt sie im Ofen leicht überbacken. Man kann auch die Nockerln noch mit einer Meringemasse (festgeschlagenes Eiweiß mit Zucker) überziehen und dann im Ofen backen.

Grießklöße 228

$^1/_4$ l Sahnenmischung aufkochen und 50 g Grieß unter ständigem Rühren einlaufen und ausquellen lassen, bis die Masse ganz fest ist. Dann rührt man 2 Eigelb darunter, würzt mit Zucker, Muskatnuß, formt mit einem Löffel Klößchen und legt sie in siedendes Wasser. Wenn sie an die Oberfläche gekommen sind, gibt man sie in eine Schüssel und übergießt sie mit in Butter gebräunten Bröseln.

Als Süßspeise kann man diese Grießklöße auch erkalten lassen, in Mehl, Ei und Bröseln panieren, in Fett backen und Vanille- oder Fruchtsoße dazugeben.

Weckklöße 229

Drei salzfreie Brötchen werden in kleine Würfel geschnitten, mit $^2/_{10}$ l Sahnenmischung angefeuchtet. 15 g feingeschnittene Zwiebeln werden in 15 g Butter und fein-

gehackter Petersilie angeröstet, mit $^1/_2$ g Salzersatz und
Muskatnuß gewürzt, 2 Eigelb und 2 Eßlöffel Mehl daruntergerührt. Man formt kleine Klößchen, wendet sie in Mehl
und legt sie in siedendes Wasser. Wenn die Klößchen an
die Oberfläche gekommen sind, nimmt man sie heraus
und überschüttet sie mit in Butter gerösteten Semmelbröseln.

230   **Weiß gekochter Reis**

100 g Reis waschen, in viel Wasser 15–20 Minuten kochen
lassen, abgießen und in 30 g brauner Butter schwenken.
Mit etwas Kräutergewürz, Muskatnuß und $^1/_2$ g Salzersatz
würzen.

231   **Reis mit Tomaten**

Zwei frische Tomaten gut waschen, abziehen, halbieren,
die Kerne entfernen, in kleine Würfel schneiden, mit feingehackter Zwiebel, etwas Knoblauch in 20 g Butter oder
reinem Öl anrösten. Dann nach vorhergehendem Rezept
gekochten Reis hinzufügen, mit etwas Salzersatz nach-
würzen und über dem Feuer noch einige Minuten schwenken.

232   **Reis auf italienische Art (Risotto)**

100 g Reis sorgfältig aussuchen, nicht waschen, sondern
in einem Tuch reiben, mit 25 g Butter und 20 g feingehackter Zwiebel goldgelb anrösten, mit $^3/_{10}$ l Flüssigkeit
aufkochen lassen, mit Muskatnuß, Kräutergewürz, 10 g
Hefeextrakt salzlos und 1 g Salzersatz würzen, 15–20 Minuten zugedeckt langsam ziehen lassen (nicht kochen und
nicht rühren). Dann 10 g frische Butter mit etwas geriebenem Käse oder Nährhefe darunterziehen und so in einer
Schüssel servieren.

233   **Safranreis**

Reis wie vorstehend zubereiten, zuletzt 10 g frische Butter
und 1 Messerspitze Safran darunterziehen. Eignet sich sehr
gut zu Kalbfleisch und Hammelragout.

Risotto auf italienische Art (Rezept Nr. 232) untermischt man mit kleingeschnittener, salzfreier Gänseleberpastete. Falls gerade verfügbar, nimmt man frische Geflügelleber. Man mischt sie unter weiß gekochten Reis und gibt Tomatensoße dazu.

Nudeln, Makkaroni, Spaghetti   235

Aus Nudelteig (Nr. 202) bereitete Nudeln oder salzfreie Makkaroni bzw. Spaghetti[1] werden in Wasser abgekocht, abgeschüttet, mit warmem Wasser auf dem Sieb übergossen, in brauner Butter geschwenkt oder mit gerösteten Bröseln überschüttet.

Nudeln usw. mit Tomaten   236

Nudeln, Makkaroni oder Spaghetti werden mit Tomatensoße (Nr. 52) oder Tomatengemüse (Nr. 123) untermischt, mit etwas geriebenem Käse überstreut und dann wird braune Butter darübergegossen.

Nudeln usw. gratiniert   237

Man untermischt die Nudeln usw. mit Rahmsoße (Nr. 49), gibt sie in eine Auflaufschüssel, überstreut mit geriebenem Käse, Bröseln und etwas Butter und läßt sie im Ofen überkrusten.

Nudeln usw. als Auflauf (eiweißreich)   238

Makkaroni, Spaghetti usw. werden mit Rahmsoße nach Nr. 49 untermischt, $\frac{1}{2}$ Eigelb und fester Eiweißschnee daruntergezogen. Dann gibt man alles in eine mit Butter ausgestrichene Auflaufschüssel und bäckt es im Ofen.

Omelette oder Eierkuchen (eiweißreich)   239

Da sich Omeletten und Eierkuchen in der Zubereitung für Nierenkranke sowie überhaupt für salzfreie Kost von

---

[1] Siehe Anschriftenverzeichnis S. 166.

der in den üblichen Kochbüchern beschriebenen Zubereitungsart' nicht unterscheiden, so erübrigt sich hier ein besonderes Rezept. Bemerkt sei nur, daß es sich bei den obengenannten Speisen um sehr eiweißreiche Gerichte handelt, die durch erzwungene Verminderung des Eiweißgehaltes entweder sehr im Geschmack leiden oder überhaupt nichtherzustellen sind. Man läßt sie also bei starker Eiweißbeschränkung am besten ganz aus der Kost weg.

240   **Haferflocken-Klößchen**

$^1/_4$ l Sahnenmischung wird mit 20 g Butter, 1 g Salzersatz, Muskatnuß aufgekocht. Dann 75 g Haferflocken einrühren, 5 Minuten kochen lassen, vom Feuer nehmen, 1–2 Eigelb und etwas gehackte Petersilie darunterrühren und mit einem angefeuchteten Löffel kleine Klößchen abstechen, die man in siedendes Wasser gibt und $^1/_4$ Stunde langsam kochen läßt. Diese Klößchen eignen sich als Suppeneinlage auch für Obstsuppen.

241   **Kartäuserklöße** (eiweißreich)

Einige Scheiben einen Tag alten, salzfreien Weißbrotes (oder salzfreie Zwiebäcke oder Brötchen) werden in folgender Mischung eingeweicht: $^1/_4$ l Sahnenmischung, 1 Eigelb und 1 ganzes Ei, 20 g Zucker und abgeriebene Zitrone. Man nimmt die Scheiben so rechtzeitig heraus, daß sie nicht zerfallen, und paniert sie in Mehl, Eigelb und geriebener Semmel. Man bäckt in schwimmendem Fett nicht zu braun. Dazu serviert man Vanillesoße oder Fruchtsoße (Nr. 272) oder Zitronenschaumsoße (Nr. 271).

242   **Hefeklöße**

Von einem Hefeteig (Nr. 204) formt man kleine Klößchen, läßt sie nochmals gehen und kocht sie in Wasser ab. Man muß darauf achten, daß sie ganz gar sind. Nachdem man sie herausgeholt hat, schwenkt man sie in gerösteten Bröseln.

Von einem Hefeteig nach Nr. 204 formt man kleine kugelförmige Klöße und setzt sie in eine mit Butter ausgestrichene Pfanne nebeneinander, bestreicht sie vollständig mit Butter und läßt sie im Ofen langsam backen. Man serviert sie am zweckmäßigsten mit Vanille- oder Zitronenschaumsoße (Nr. 271), Kompott oder Fruchtsäften.

Gebackene Käseschnitte (L.) 244

Salzfreien holländischen Gaudakäse in ca. 1 cm dicke Scheiben schneiden. Durch Bierteig ziehen und in heißer Butter auf beiden Seiten braten. Auf salzfreiem Toast recht heiß servieren. Darauf etwas geschälte Tomate, entkernt, das Fleisch in Stücke geschnitten und in Butter angeschwenkt.

Strudel

Apfelstrudel 245

Man bereitet einen Strudelteig nach Rezept Nr. 211, rollt ihn papierdünn aus, bestreut ihn mit Bröseln und geriebenen Mandeln und belegt ihn mit feingeschnittenen Apfelscheiben, die man mit Zucker, Zimt und abgeriebener Zitronenschale vermischt hat. Dann rollt man den Teig zusammen, legt ihn auf ein mit Butter bestrichenes Backblech, bestreicht ihn mit Butter und bäckt ihn im Ofen 20–30 Minuten. Zuletzt bestreut man ihn mit Zucker.

Rahmstrudel (eiweißreich) 246

Man überschüttet den ausgerollten Strudelteig (Nr. 211) mit zerlassener Butter. Dann rührt man 20 g Butter, 20 g Zucker, 1 Eigelb und abgeriebene Zitrone schaumig, fügt $^1/_{10}$ l sauren Rahm, 10 g Mondamin und 1 festgeschlagenes Ei hinzu, bestreicht damit den Strudelteig. Weitere Zubereitung wie Nr. 245.

Breie, Süßspeisen, Puddings, Gebäcke

247 **Mondaminbrei**

$^1/_2$ l Sahnenmischung wird mit 1–2 g Vanille oder Zitronenschale oder 1 Tropfen Mandelöl oder 1 kleinen Stange Zimt aufgekocht. Dann setzt man 35–40 g Mondamin zu, das man mit 2 Eßlöffeln kalter Sahnenmischung angerührt hat. Dann läßt man 10 Minuten kochen und rührt zum Schluß noch einen Eßlöffel Sahne oder Mandelmilch[1] darunter.

248 **Grießbrei**

Zubereitung wie oben, nur läßt man 40–50 g Grieß in die kochende Sahnenmischung einlaufen.

249 **Reisbrei**

125 g gutgewaschener Reis wird mit viel Wasser einmal aufgekocht und abgeschüttet. Dann schüttet man ihn in $^3/_4$ l kochende Sahnenmischung, läßt etwas ganzen Zimt mitkochen (etwa 25 Minuten). Zur Verbesserung des Breies bei nicht zu ausgesprochener Eiweißbeschränkung empfiehlt es sich, 1 Eigelb oder festen Eiweißschnee darunterzumischen.

250 **Reisauflauf**

Man rührt 10 g Butter und 30 g Zucker mit 1 Eigelb schaumig. Dann setzt man zu diesem Gemisch den nach vorstehendem Rezept zubereiteten Reisbrei und zieht zuletzt noch den festgeschlagenen Eiweißschnee darunter. Man füllt die Masse in eine mit Butter ausgestrichene Form, läßt sie langsam im Ofen backen und überstreut sie mit Staubzucker. Zweckmäßig serviert man dazu Vanillesoße, Nuß- oder Mandelmilch[1] oder Fruchtsäfte.

251 **Apfelreis und gedämpfte Äpfel**

Sehr geeignet als Süßspeise; Zubereitung auf übliche Art.

---

[1] Vgl. Anschriften-Verzeichnis S. 165 unter „Milch".

100 g Reis gut waschen und einmal in Wasser aufkochen lassen. Dann kocht man $^4/_{10}$ l Sahnenmischung oder nur reine Sahne auf, fügt den Reis hinzu und kocht ihn nebst $^1/_4$ Stange Vanille weich, läßt ihn erkalten, fügt 30 g Zucker und 3 Blatt aufgelöste weiße Gelatine hinzu. Wenn der Reis anfängt zu stocken, zieht man $^1/_{10}$ l festgeschlagene Sahne darunter. Inzwischen hat man frische Früchte (wie Ananas, Kirschen, Reinekloden, Birnen, Äpfel) in Sirup weichgekocht und füllt nun abwechselnd Reis und eine Lage gekühlte Früchte in eine angefeuchtete Form, läßt die Masse ganz kalt werden und stürzt sie. Man kann mit Schlagsahne garnieren und Fruchtsoße dazugeben.

Auflauf von Früchten   253

Dick eingekochtes Apfelmus von je 3 Äpfeln wird mit Zucker und abgeriebener Zitronenschale verrührt und 2 festgeschlagene Eiweiß daruntergezogen, in eine Auflaufschüssel gefüllt und $^1/_4$ Stunde gebacken.

Apfel im Schlafrock   254

Schöne, große, säuerliche Äpfel werden geschält, ausgestochen und die Höhlungen mit gutgesäuberten Sultaninen, Zucker, Zimt und etwas Butter ausgefüllt. Dann rollt man Blätterteig dünn aus, setzt die Äpfel darauf und schneidet den Teig in genügend große Stücke, hüllt die Äpfel darin ein, bestreicht mit Eigelb und bäckt sie in nicht zu heißem Ofen. Man bestreut mit Staubzucker.

Anstatt Äpfel kann man frische Früchte der Jahreszeit verwenden. Besonders geeignet sind auch Bananen und Ananasscheiben. Diese Früchte lassen sich auch statt auf einem Blech im Ofen in heißem Fett backen.

Zwiebackpudding   255

1 Paket salzfreier Zwieback[1] wird in kleine Würfel geschnitten, $^2/_{10}$ l Sahne oder Sahnenmischung mit 2 Eigelb

---

[1] Siehe Anschriftenverzeichnis S. 166.

und $^1/_4$ abgeriebener Zitrone und 30 g Zucker verrührt
und der Zwieback darin eingeweicht. Sultaninen, Korinthen
und geschnittene Mandeln werden daruntergemischt, in
eine mit Butter ausgestrichene und mit Bröseln bestreute
Form gefüllt und langsam im Wasserbad 25 Minuten gedünstet. Man serviert mit Zitronenschaumsoße oder Fruchtsäften (Nr. 271 und 272).

256   **Savarin**

Einen Hefeteig (nach Nr. 204) mit reichlich Butter füllt
man in kleine Formen, läßt ihn aufgehen und bäckt ihn
im heißen Ofen braun. Dann fertigt man einen Sirup an
von $^1/_8$ l Wasser, $^1/_{10}$ l Himbeersaft, dem Saft einer Zitrone
und 10 g Zucker. Den Sirup läßt man mit etwas ganzem
Zimt und Zitronenschale aufkochen und tränkt darin die
Kuchen. Man serviert warm, gibt gekochte Früchte dazu
oder Zitronenschaumsoße.

257   **Obstkuchen**

Obstkuchen ist eine sehr geeignete Süßspeise bei der salzfreien Kost. Seine Herstellung ist die übliche unter Verwendung von Mürbeteig, Hefeteig, Blätterteig, wie unter
Nr. 204–206 aufgeführt.

258   **Apfelbeignets**

Ein großer, säuerlicher Apfel wird ausgestochen, in nicht
zu dicke runde Scheiben geschnitten, mit Zucker und Zimt
mariniert und $^1/_4$ Stunde stehengelassen. Diese Scheiben
werden in Pfannkuchenteig nach Nr. 201 getaucht und in
heißem, schwimmendem Fett gebacken, dann nimmt man
sie heraus, breitet sie auf ein Tuch aus und bestreut sie
mit Zimt und Zucker.
Auf diese Weise kann man die verschiedensten Früchte
zubereiten, z. B. Erdbeeren, Ananas, Aprikosen, Bananen.

259   **Ananasbeignets (L.)**

$^1/_2$ Scheibe Ananas auf ein Tuch legen, dann in Bierteig
eintauchen, daß dieser daran hängenbleibt. In schäumen-

der Butter goldgelb braten. Mit Zimt und Zucker bestreuen und heiß servieren. Von dem Ananasfond macht man eine Soße, indem man den Fond zum Kochen bringt, und ihn mit angerührtem Kartoffelmehl leicht bindet. Heiß dazu servieren.

Birne Mailänder Art (L.)   260

1 Scheibe salzloses Weißbrot ohne Rinde auf einer Seite geröstet, darauf $1/_2$ gut weichgekochte Birne (je nach Größe $2/_2$) darüber 1 Scheibe salzlosen Käse (holländischen Gauda), 1 Prise Paprika und wenige Tropfen zerlassener Butter. Auf Eierplatte im heißen Ofen überbacken. Geeignet als Vorgericht oder Nachspeise.

Flammerie   261

80 g Mondamin mit kaltem Wasser anrühren, 10 Minuten stehenlassen.

1 l Milch, aus Aletosal nach Angabe hergestellt, wird gekocht, mit Mondamin-Vanillinzucker gesüßt und mit dem angerührten Mondamin vermengt. Nach 5 Minuten Kochzeit nimmt man den Topf vom Feuer, verquirlt 1 Eigelb unter die Masse und läßt noch einmal aufwallen. Zum Schluß zieht man das geschlagene Eiweiß von 2 Eiern darunter.

Rote Grütze   262

Aus 250 g sauren Kirschen, Himbeeren oder roten Johannisbeeren bereitet man sich $3/_4$ l Saft, indem man sie in wenig Wasser gründlich auskocht und durch eine Presse gibt. Der Saft wird mit 125 g Zucker aufgekocht. In etwas kaltem Saft oder Wasser wird Mondamin gequirlt und zu dem kochenden Saft geschüttet. Man rührt so lange, bis die Masse dicklich wird. In kalt ausgespülter Form erstarrt die Grütze und wird dann gestürzt. Dazu eine Vanillesoße.

Weitere passende Nachspeisen sind Fruchtcrèmes, Fruchtgelee und Fruchteis (Zitrone, Erdbeer, Orange,

Rhabarber usw.) mit Wasser und Fruchtsaft bereitet, ferner Fruchtsalat in wechselnder Zusammenstellung mit Honig, Nüssen, Mandeln; Herstellung wie üblich.

263   Karamel-Crème (L.) (eiweißreich)

$^1/_2$ l Milch aus Aletosal, 100 g Zucker, $^1/_8$ Stange Vanille zum Kochen bringen. 3–4 ganze Eier verquirlen und die Milch unter ständigem Rühren langsam unter die Eier geben. Inzwischen $^1/_2$ Pfund Zucker langsam zu Karamel rösten und mit Wasser ablöschen ($^1/_2$ l Wasser). Zu einer dickflüssigen Soße einkochen lassen. Puddingförmchen am Boden mit dieser Soße ausgießen, den Rand mit Butter ausstreichen und einige Minuten kalt stellen. Die Masse nunmehr in die Förmchen geben und im Wasserbad bei mittlerer Hitze im Ofen gar werden lassen. Nach Erkalten stürzen und mit Schlagsahne garnieren und Karamelsoße dazugeben.

264   Grundrezept für Crèmes und Eis (eiweißreich)

$^1/_4$ l Wasser, $^1/_4$ l Sahne oder besser $^1/_2$ l Sahne wird mit einem Aroma, z. B. Vanille, Kakao, Karamel, Krokant aufgekocht. Inzwischen rührt man 60 g Zucker mit 2 Eigelb und 5 g Maizena schaumig, schüttet langsam unter ständigem Rühren die Sahne dazu und läßt sie unter fortwährendem Rühren bis zum Kochen kommen. Dann fügt man 6 Blatt aufgelöste weiße Gelatine hinzu, passiert dann die Crème und stellt sie in Eis, bis sie anfängt zu stocken. Dann mischt man $^1/_8$ l festgeschlagene Sahne darunter und füllt die Crème in angefeuchtete Formen, stellt sie kalt, stürzt sie und garniert noch mit Schlagsahne. Eine solche Crème kann zur größeren Abwechslung mit den verschiedensten Früchten, die man roh oder gekocht daruntergibt, bereitet werden.

Besteht die Möglichkeit der Eisbereitung, so verfährt man nach obigem Rezept unter Fortlassung der Gelatine.

$^1/_4$ l Wasser wird mit 5 g Maizena, 40 g Zucker oder 70 g Dextropur, Zitronen- oder Orangenschale aufgekocht. Dann fügt man $^2/_{10}$ l Fruchtmark und den Saft einer halben Zitrone hinzu, passiert es und läßt es in der Eismaschine gefrieren. Man kann das Eis, nachdem es festgefroren ist, mit festgeschlagener Schlagsahne verbessern.

Fruchtcrème 266

Man bereitet eine Masse wie vorher, fügt 5 Blatt Gelatine dazu. Fängt die Masse an zu stocken, zieht man $^1/_8$ l festgeschlagene Schlagsahne darunter und füllt in angefeuchtete Formen.

Rahmeis 267

Unter $^1/_4$ l frische, kalte, festgeschlagene Schlagsahne werden 50 g Zucker oder 80 g Dextropur, 2 Eigelb und etwas Vanille vermischt. (Zucker und Eigelb schaumig rühren. Nimmt man Dextropur, so kocht man es mit 1 Eßlöffel Wasser auf, indem man den Dextropur nach und nach mit dem Wasser verrührt und gleichzeitig erhitzt, erkalten läßt und mit dem Eigelb schaumig rührt.) Dann füllt man die Masse in die Eiskästchen im Kühlschrank oder in eine Form, welche man mit einem Deckel und Papier fest verschließt (den Rand des Deckels mit Fett abdichten). Man setzt die Form in ein Gemisch von Salz und Eis und läßt es gefrieren. Anstatt Vanille kann man Fruchtmark jeder Art nehmen und darunterziehen, ebenfalls geriebene Nüsse, Mandeln. Besonders angenehm sind geröstete Haselnüsse, Mandeln, Kaffee und Kakao.

Schlagsahne mit Früchten 268

Festgeschlagene Schlagsahne wird mit Zucker und etwas Vanille gesüßt und mit Früchten (Erdbeeren, Ananas usw.) vermischt.

131

Eine Orange abschälen, die Kerne entfernen, Ananas, Bananen, Äpfel, Trauben (der Jahreszeit entsprechend) in kleine Würfel schneiden, mit Honig und Orangensaft süßen, alles zusammenmischen und ziehen lassen. In früchtearmen Jahreszeiten kann man getrocknete Früchte (Rosinen, Korinthen, Sultaninen, Datteln, Feigen, Mandeln, Nüsse usw.) unter einige frische Früchte mischen.

Süße Mandeln werden geschält, indem man sie einige Minuten in siedendes Wasser legt, herausnimmt, mit kaltem Wasser übergießt und abschüttet. Die weißen Kerne werden mit Sahne fein verrieben; dann in warmer Sahne ziehen lassen. Man passiert durch ein Tuch, drückt fest aus, süßt mit Zucker und stellt die Sahne kalt.

Anstatt Mandeln kann man Walnüsse, Paranüsse, Haselnüsse, Kokosnüsse dazu verwenden, aber alle Kerne müssen geschält sein.

Am einfachsten ist es, sich der De-Van-Ge-Mandelemulsion oder des Erdnuß-, Haselnuß- oder Mandelmuses der gleichen Firma zu bedienen[1].

Geeignete Soßen für Süßspeisen

271   **Zitronenschaumsoße** (mittlerer Eiweißgehalt)

$\frac{1}{4}$ l Wasser mit der Schale einer halben Zitrone ziehen lassen, etwas abkühlen lassen, die Schale herausnehmen. Dann fügt man 30 g Zucker, 5 g Maizena, 1 Eigelb und 1 ganzes Ei, den Saft einer Zitrone hinzu und schlägt das Ganze bei gelinder Hitze bis zum Kochen auf.

Anstatt Zitrone kann man auch andere Fruchtsäfte oder Vanille verwenden.

---

[1] Siehe Anschriftenverzeichnis S. 166.

Den Saft von gekochten Früchten, wie Aprikosen, Kirschen, Himbeeren, Erdbeeren, Johannisbeeren, süßt man mit Zucker und zieht mit 5 g in Wasser angerührtem Maizena oder Kartoffelmehl ab, läßt aufkochen und würzt mit Zitronensaft. Diese Soße kann man zu Breien, Puddings, Aufläufen und Flammeris servieren.

Fisch und Fleisch

Wir haben die Fleisch- und Fischspeisen bewußt an den Schluß der Rezeptsammlung gestellt, da sie für die ganz streng kochsalzfreie Kost nicht in Betracht kommen. Sie enthalten im Mittel 1 g Kochsalz auf 1 Pfund (vgl. S. 35).

Allgemein ist zu sagen, daß für unsere Zwecke die geeigneten Zubereitungsarten sind:

1. gedämpft,
2. im eigenen Saft geschmort,
3. als Ragout,
4. als Gulasch,
5. als Salat,
6. als Sülze,
7. grilliert,
8. kalt mit pikanter Soße.

1. FISCHGERICHTE

Gekochte Fische 273

Die ausgenommenen Fische werden in folgender Flüssigkeit gekocht: 1 l Wasser, 1 Kräuterbündel, 10 g Sellerie, 10 g Lauch, 10 g gelbe Rüben, 10 g Zwiebel, $^1/_2$ Nelke, einige Pfefferkörner, $^1/_{10}$ l oder 3 Eßlöffel Weinessig. Nachdem man gut aufgekocht hat, legt man den Fisch in die Flüssigkeit und läßt ihn je nach Größe 10 Minuten oder länger ziehen. Man serviert ihn mit brauner Butter, Holländischer Soße oder Senfsoße.

$^1/_2$ Pfund sorgfältig vorbereiteter Fisch wird mit einigen Tropfen Zitronensaft, gehackter Petersilie, Kräutergewürz, Paprika und Salzersatz mariniert. Man läßt 10 Minuten stehen, wendet in Mehl und brät wie üblich in heißer Butter. Nach Fertigstellung wird sofort Petersilien-, Senf- oder Kräuterbutter nach Nr. 76–79 auf den Fisch gelegt, so daß sie schmilzt und einzieht.

Gebacken: Zum Backen werden die Fische wie üblich paniert und in heißem Palmin oder Öl gebacken.

Grilliert: Zur Zubereitung auf dem Grill werden die Fische wie vorher mariniert, mit gutem Olivenöl (auch die Stäbe des Grills) bestrichen, auf den heißen Grill gelegt, nach kurzer Zeit gewendet. Nach etwa 10 Minuten ist der Fisch gar. Man serviert mit Kräuterbutter; als geeignete Soßen gibt man Remouladensoße, Mayonnaise mit Meerrettich oder gefrorenen Meerrettich mit Schlagsahne.

275   **Gedämpfte Fische**

$^1/_2$ Pfund Fisch befreit man von Gräten und Haut und mariniert ihn mit Zitronensaft, dann streicht man eine Auflaufschüssel mit Butter und feingehackten Zwiebeln aus, legt den Fisch darauf, übergießt ihn mit $^2/_{10}$ l Wasser, würzt mit 2 g Salzersatz, legt eine Nelke (die Blüte entfernt), 2–3 Pfefferkörner und $^1/_4$ Lorbeerblatt dazu, deckt mit einem Butterpapier ab und läßt den Fisch im Ofen weichdämpfen. Dann fertigt man von dem Sud eine Soße, indem man 15 g Butter mit 20 g Mehl anschwitzt und mit der Fischbrühe auffüllt, mit einem Schneebesen glattrührt, aufkochen läßt, mit 1 Eigelb und 1 Eßlöffel Sahne legiert, eventuell noch 10–20 g frische Butter darunterschlägt und mit Zitronensaft, 10 g Hefeextrakt, etwas Paprika und 2 g Salzersatz nachwürzt. Mit dieser Soße, der man gehackte Petersilie, Estragon oder Salbeiblätter oder 1 Löffel Tomatenpüree zusetzen kann, übergießt man den Fisch in der Auflaufschüssel.

Die Seezunge wird hergerichtet nach Rezept Nr. 275.
Die gedämpften Filets werden mit einem Mus von Champignons bestrichen, darauf abgezogene, halbierte und von
den Kernen befreite Weintrauben. Darüber die Soße, ebenfalls Rezept Nr. 275, welcher man 1 Eßlöffel holländische
Soße, Rezept Nr. 40, beigibt. Darauf wenig geriebener,
salzloser Käse und einige Stückchen frische Butter. Im Ofen
überbacken. Reis und grüner Salat als Beilage.

Kalter Fisch mit Mayonnaise   277

Der Fisch wird in Kräuterbouillon gekocht und kalt
gestellt, von Haut und Gräten befreit, in kleine Stücke
gebrochen, mit Zitronensaft, feingehackten Zwiebeln und
Petersilie mariniert, dann auf eine Platte mit einigen Kopfsalatblättern gelegt und 1 Löffel Mayonnaise nach Nr. 68,
69 oder 71 darübergegeben, darauf wieder eine Lage Fisch,
dann wieder eine Lage Mayonnaise und so fort. Dann legt
man als Garnitur salzfreie rote Rüben, harte Eier und einige
salzfreie Kapern bei. Man serviert Gemüsesalat dazu.

Gebratene Fische kalt   278

Die gebratenen Fische werden kalt gestellt, dann bereitet
man folgende Marinade: Feingeschnittene Zwiebeln, dünne
Blättchen gelbe Rüben, einige salzfreie Kapern, etwas feingeschnittene Zitronenschale, $^{1}/_{2}$ Lorbeerblatt, einige Pfefferkörner, eine Nelke und 2 Eßlöffel Essig kocht man in $^{2}/_{10}$ l
Wasser auf; nach Erkalten übergießt man damit den kalten
gebratenen Fisch und läßt ihn, mit einigen Tropfen Olivenöl darauf, stehen.

Fisch in Aspik   279

Die Fische werden blau gekocht (nach Nr. 273), dann
stellt man aus dem Fischsud ein Gelee folgendermaßen her:
Eine Reduktion[1] $^{1}/_{2}$ l Fischbrühe, 8–10 Blatt weiße Ge-

---

[1] Siehe S. 70, Nr. 39.

latine und zum Klären 1–2 Eiweiß, den Saft von $^1/_2$ Zitrone
läßt man unter öfterem Rühren aufkochen und dann 10 Minuten stehen. Man würzt mit $^1/_2$ g Salzersatz und übergießt
damit den kalten Fisch, welchen man in eine viereckige
Form gelegt hat, und läßt ihn darin gelieren. Man kann
die Form erst mit Gelee ausgießen, mit kleinen Streifchen
aus Gemüsen, harten Eiern auslegen, den kalten Fisch
darauflegen und mit abgekühltem, dickflüssigem Gelee
übergießen, kalt werden lassen und dann auf eine Platte
stürzen.

280   **Fischragout**

$^1/_2$ Pfund Fisch wird gereinigt und gewaschen, in kleine
Stücke geschnitten und mit einigen Tropfen Zitronensaft
oder Essig mariniert. Dann röstet man 15 g Zwiebeln und
20 g salzfreien Speck in 15 g Butter goldgelb, legt die
Fischstücke darauf und ein Kräuterbündel, Nelke, Pfefferkorn, Thymian, ein gerstenkorngroßes Stück Knoblauch
(am besten bindet man das ganze Gewürz in einen Leinen-
beutel ein und fügt dasselbe so dazu), füllt mit $^1/_4$ l Wasser
auf und läßt den Fisch zugedeckt weichkochen. Dann
röstet man 15 g Mehl in 20 g Butter dunkelbraun, füllt
mit der Fischbrühe auf und verrührt so, daß es eine sämige
Soße gibt, würzt mit wenig Paprika, Hefeextrakt, $^1/_2$ g
Salzersatz nach, richtet die Fischstückchen in einer Schüssel
an und übergießt mit der Soße.

281   **Fisch in Muscheln überbacken**

Gekochter Fisch wird in kleine Stücke gebrochen; man
übergießt ihn mit Rahmsoße nach Nr. 49, würzt mit etwas
Paprika, Salzersatz, Zitronensaft, und füllt das Fischragout
in Muscheln, deren äußeren Rand man mit Duchesse-
Kartoffelmasse eingefaßt hat, gibt noch einen Löffel Soße
darüber, bestreut mit Bröseln, wenig geriebenem Käse,
beträufelt mit zerlassener Butter und läßt die Muscheln
im heißen Ofen schnell überbacken.

Gekochter Fisch (z. B. Reste) wird, wenn er kalt ist,
von den Gräten und der Haut befreit, dann röstet man
Zwiebeln in Butter goldgelb an, fügt die Fischstückchen
hinzu, schwenkt sie über dem Feuer einige Minuten, würzt
mit Zitronensaft, Kräutergewürz, etwas Paprika, Pfeffer,
eventuell etwas salzfreiem Senf; zuletzt streut man feingehackte Petersilie darüber und serviert frisch gekochte
Kartoffeln dazu. Auch kann man geriebenen Meerrettich
mit oder ohne Schlagsahne dazugeben.

2. FLEISCHGERICHTE

Gefüllte Kalbsbrust   283

Man löst die Kalbsbrust, indem man die Fleischschichten
von den Rippen so lostrennt, daß man die Seiten nicht ein-
schneidet. (Am besten läßt man die Kalbsbrust vom Metzger
vorbereiten.) Man bereitet folgende Füllung: 5–6 salzfreie,
trockene Brötchen werden geschält, in lauwarmem Wasser
eingeweicht, gut ausgedrückt, mit in 30 g Butter gerösteten
Zwiebeln auf dem Feuer trocken abgerührt, dann, wenn
etwas erkaltet, mit 4 Eigelb, etwas feingehackter Petersilie,
Muskatnuß, Kräutergewürz, 1 Messerspitze Salzersatz und
Pastetengewürz gut verrührt. Die Brust wird gefüllt und
zugenäht, mit Wurzelwerk in Butter 1–$1^1/_2$ Stunde unter
öfterem Begießen langsam gebraten, dann herausgenommen; der zurückbleibende Fond mit Mehl bestreut, noch
etwas Wasser aufgefüllt, aufgekocht und die Soße durch
ein Sieb passiert. Erst wenn die Brust etwas abgekühlt ist,
schneidet man sie in Scheiben.

Kalbfleischklößchen und Geflügelklößchen   284

Von $^1/_4$ Pfund Kalbfleisch (am besten Pastetenstück) entfernt man alle Sehnen und Haut, schneidet es in kleine
Stücke, schält ein salzfreies Brötchen ab, weicht es in Wasser
ein und drückt es wieder trocken aus. Man dreht beides

durch einen Fleischwolf (am besten zweimal), verrührt dann
das Ganze mit 1 Eigelb, 1 Löffel süßer Sahne, würzt mit
Muskatnuß, Hefeextrakt, Kräutergewürz und etwas Paprika. Jetzt formt man kleine Klößchen mit einem Teelöffel und legt sie in kochendes Wasser. Von der zurück-
bleibenden Brühe bereitet man eine Soße nach Nr. 41, 48
oder 61.

Statt Kalbfleisch kann man auch Hühnerfleisch verwenden oder Gemisch von beiden zu gleichen Teilen.

285 **Kalbfleischauflauf**

Man benütze dieselbe Ausgangsmasse wie in Nr. 284,
schlägt nur noch 1 festgeschlagenes Eiweiß darunter, füllt
die Masse in eine mit Butter ausgestrichene Puddingform
und läßt sie langsam 20 Minuten im Wasserbad dünsten.
Dazu gibt man auch eine Soße nach Nr. 41, 48 oder 61.

Hühnerfleisch kann wie in Nr. 284 verwendet werden.

286 **Kalbsfrikassee**

$^1/_2$ Pfund Kalbfleisch, am besten Brust oder Schulter,
schneidet man in kleine Stücke, kocht sie in Wasser mit
Wurzelwerk, Kräuterbündel, $^1/_2$ Nelke, Lorbeerblatt und
Zwiebel weich. Von der Brühe bereitet man eine Soße nach
Nr. 48 oder 61, hebt die einzelnen Stücke heraus und legt
sie in die Soße. Man gibt Reis oder Nudeln dazu.

287 **Kalbskotelett, Schnitzel usw.**

Die zugeschnittenen Koteletts oder Schnitzel werden mit
etwas Kräutergewürz, ein wenig Paprika, einigen Tropfen
Zitronensaft und 1 Messerspitze Salzersatz eingerieben, im
Mehl gedreht und mit heißer Butter langsam auf beiden
Seiten sorgfältig gebraten. Das Kotelett soll rosa, aber nicht
roh sein. Man belegt es mit Kräuterbutter nach Nr. 79.

288 **Kalbskotelett paniert**

Kotelett behandelt wie vorher, nach dem Marinieren wie
üblich panieren.

Die Koteletts werden hergerichtet wie vorher, aber statt in einer Pfanne in einem flachen Geschirr in Butter mit etwas Wurzelwerk angebraten. Dann wird etwas Wasser aufgefüllt, so daß die Koteletts gerade bedeckt sind, 1 Löffel Tomatenpüree zugesetzt und zugedeckt $^1\!/_2$ Stunde gedämpft, dann herausgenommen und der durchpassierte Fond darübergeschüttet.

Kalbskotelett bologneser Art (L.)   290

Ein dick geschnittenes Kalbskotelett wird der Länge nach aufgeschnitten und mit 2 g Salzersatz, 1 Prise Pfeffer gewürzt. Darein legt man 1 Scheibe salzlosen gekochten Schinken, der ganz verdeckt sein muß, bestreicht den Rand mit Eigelb und paniert in Ei und Brösel. Langsam im Ofen gar braten. Anschließend 1 dünne Scheibe salzlosen Käse darauf, ganz wenig Paprika und überbacken. Spaghetti, hellbraune Butter extra dazugeben.

Kalbsrouladen   291

Von der Kalbsnuß schneidet man dünne Scheiben ab, klopft diese ganz dünn, dann röstet man feingeschnittene Zwiebeln und Petersilie in Butter an, schneidet kleine Streifen salzfreien Speck, bestreut die Schnitten mit etwas Muskatnuß, etwas Paprika, Salzersatz und Gewürzkräutern, rollt die Schnitten mit den Zwiebeln und dem Speck zusammen ein, bindet sie zusammen und legt sie in eine mit Butter ausgestrichene Bratpfanne nebst Wurzelwerk und Kräuterbündel, brät die Rouladen an, bestreut sie mit Mehl und füllt mit Wasser auf, fügt etwas Tomatenpüree hinzu und dämpft sie zugedeckt weich. Dann nimmt man die Röllchen heraus und passiert die dick eingekochte Soße darüber. Auch kann man der Soße 2 Eßlöffel sauren Rahm und 5–10 g salzfreien Hefeextrakt zusetzen. Man serviert die Rouladen in der Soße und gibt Nudeln oder Reis oder Spaghetti dazu.

292   **Kalbsragout**

In kleine Würfel geschnittenes Kalbfleisch, am besten
Haxe, brät man mit Wurzelwerk an, bestäubt mit Mehl,
füllt mit Wasser auf, fügt etwas Tomatenpüree, Hefeextrakt
salzlos, Lorbeerblatt, Pfefferkorn, Nelke, 1 gerstenkorngroßes Stück Knoblauch, etwas Majoran, Thymian, Paprika
und etwas Salzersatz hinzu, läßt es zugedeckt weichdämpfen
und schüttet die durchgesiebte Soße darüber.

293   **Rahmfleisch**

Bei Rahmfleisch Vorbereitung wie oben, dann mit $^1/_4$ l
saurem Rahm weichkochen lassen und mit einigen Tropfen
Zitronensaft würzen. Auch kann man etwas mehr Paprika
zusetzen.

294   **Kalbsragout mit Gemüse**

Kalbsragout herrichten wie oben. Anstatt Wurzelwerk
dünste man in kleine Würfel geschnittene gelbe Rüben,
Sellerie, weiße Rüben und kleine Zwiebeln mit und beläßt
sie in der Soße. Auch kann man andere, der Jahreszeit entsprechende Gemüse verwenden.

295   **Picata Mailänder Art** (L.)

$^1/_2$ Pfund bestes Kalbfleisch aus Rücken oder Keule wer-
den in kleine Schnitzel geschnitten und $^1/_2$ Stunde vor dem
Braten mit Salzersatz eingerieben. 2 ganze Eier verquirlen.
Die Schnitzel zuerst in Mehl drehen, abklopfen, in Ei drehen
und in schäumender Butter langsam braten. Auf Risotto oder
Spaghetti gesetzt, garniert mit Spargeln und Tomaten.
Nach Belieben salzlosen, geriebenen Käse extra dazugeben.

296   **Feines Ragout überkrustet**

60 g gekochtes Kalbfleisch, 20 g gekochtes Hühnerfleisch,
60 g gekochte Kalbszunge, 60 g gekochte Kalbsmilcher
schneidet man in kleine Würfel (hat man frische Champignons und Trüffel, gibt man diese auch darunter), dann

bereitet man eine Deutsche Soße nach Nr. 48 oder Holländische Soße (Nr. 40/41) und übergießt damit das Ragout, würzt mit Muskatnuß, $^1/_2$ g Salzersatz, etwas Paprika, einigen Tropfen Zitronensaft und füllt es in Muscheln, bestreut es mit Bröseln, wenig geriebenem Käse und Butter, überkrustet es und serviert mit Zitrone und ganzer Petersilie garniert. Diese Ragout kann man in Blätterteig (Nr. 205) oder Römische Pasteten (Nr. 210) geben oder auch für gefüllte Pfannkuchen (Nr. 212 oder 213) verwenden.

Hammelkoteletts 297

Zubereitung wie Kalbskoteletts, nur werden sie nicht in Mehl gewendet. Sie werden am besten auf dem Grill zubereitet und mit Kräuterbutter belegt.

Hammelkeule 298

Junge, zarte Hammelkeule, die gut abgelagert sein soll, kann man mit Wurzelwerk im Ofen braten, so daß sie noch etwas rosa erscheint und mit einer klaren Bratensoße servieren. Älteres Hammelfleisch muß geschmort werden (wie geschmortes Ochsenfleisch, Nr. 304), indem man etwas Knoblauch zusetzt.

Hammelkeule gekocht 299

Man kocht $^1/_2$ Pfund Hammelkeule mit Wurzelwerk, Kräuterbündel, etwas Knoblauch weich und bereitet von der Brühe eine Soße nach Nr. 40 oder Nr. 48 mit salzfreien Essigkapern, Petersilie oder Kerbelblättern.

Ungarisches Hammelragout 300

$^1/_2$ Pfund Hammelschulter wird in kleine Würfel geschnitten, 30 g Zwiebeln in Butter geröstet und zusammen mit dem Hammelfleisch zugedeckt langsam halb weichgedünstet; mit etwas Mehl und Paprika bestreuen, 1 Eßlöffel Tomatenpüree zusetzen, mit Wasser auffüllen und mit einem Kräuterbündel ganz weichdämpfen. Nach dem Dämpfen setzt man 10 g Hefeextrakt und 2 g Salzersatz zu. Auch kann man dasselbe wie Kalbsragout mit Gemüse (Nr. 294) zubereiten.

301 **Irish-Stew**

¹/₂ Pfund Hammelschulter wird in kleine Stücke geschnitten, dann schichtet man in einen festen, verschließbaren Topf abwechselnd eine Lage in Scheiben geschnittene Zwiebeln, Weißkraut, Lauch, Sellerie, Kartoffeln und eine Lage Fleisch übereinander, würzt mit einigen Kümmelkörnern, etwas Knoblauch, Pfeffer, Paprika, Muskatnuß, Kräutergewürz, 10–15 g Hefeextrakt und 1 Messerspitze Salzersatz, gibt so viel Wasser zu, daß der Inhalt ³/₄ bedeckt ist. Man läßt 1–1¹/₂ Stunde dämpfen; beim Anrichten streut man Petersilie darüber.

Lammfleisch kann auf dieselbe Art wie Hammelfleisch zubereitet werden.

302 **Gekochtes Ochsenfleisch**

Es eignet sich am besten Rippenstück, Hochrippe oder Schwanzstück, welches gut abgelagert sein soll. Das Fleisch wird mit heißem Wasser übergossen und schnell zum Kochen gebracht. Dann setzt man dem Fleisch ein Stück Zwiebel, Sellerie, Lauch, gelbe Rübe und Petersilie zu, fügt 1 Nelke, Lorbeerblatt und 3 Pfefferkörner bei und läßt das Fleisch etwa 2 Stunden zugedeckt kochen. Wenn das Fleisch weich ist, läßt man es noch in der Brühe stehen; man garniert das Ochsenfleisch mit den gekochten Gemüsen und serviert Kartoffelgemüse und Meerrettich oder Meerrettich mit Apfelmus vermischt oder Zwiebelsoße, Senfsoße oder Preiselbeeren dazu.

303 **Sauerbraten**

1 Pfund Hochrippe legt man in eine Marinade von ¹/₂ l Wasser, ¹/₁₀ l Weinessig, Wurzelwerk, Thymian, Majoran, Lorbeerblatt, Nelke, Pfefferkörner, und läßt das Fleisch 1–2 Tage darin stehen, dann nimmt man es heraus und brät es in einer Kasserolle in heißem Fett rasch von allen Seiten

an, schüttet das Fett ab und läßt Fleisch mit dem Wurzelwerk, aber ohne die Marinade, und einigen frischen Tomaten bei schwacher Hitze leicht braun rösten, bestreut mit
30 g Mehl, füllt mit 1 l Wasser auf, fügt 1 Löffel der Marinade dazu und läßt es unter öfterem Begießen, gut zugedeckt, weich werden. Hierauf nimmt man das Fleisch
heraus, passiert die Soße, der man 10 g salzfreien Hefeextrakt und 1 g Salzersatz zusetzt, durch ein Sieb und legt
das Fleisch darin warm.

Geschmortes Ochsenfleisch und Gemüse 304

1 Pfund Hochrippe oder Schwanzstück wird in einem
Schmortopf in 30 g Butter angebraten und mit 30 g Mehl
bestreut, dann füllt man mit 1 l Wasser auf und läßt es
1 Stunde dämpfen. Inzwischen hat man in Würfel geschnittenes Wurzelwerk in Butter angeröstet und setzt es dem
halb weichgedämpften Fleisch zu. Ferner gibt man etwas
Paprika, Majoran, Thymian, Pfeffer, 1 g Salzersatz und 1
Kräuterbündel dazu und läßt es fertigdämpfen. Vor dem
Servieren entfernt man das Kräuterbündel, aber das Gemüse läßt man dabei.

Gehacktes Beefsteak 305

50 g Rindfleisch, 50 g Schweinefleisch, 50 g Kalbfleisch,
1 trockenes, eingeweichtes, ausgedrücktes Brötchen oder
Weißbrot und 25 g feingeschnittene, in Butter angeröstete
Zwiebeln werden zusammen durch die Fleischmaschine gedreht und mit Muskatnuß, Pastetengewürz und feingehackter Petersilie, $1/_2$ g Salzersatz und etwas Paprika gewürzt.
Dann fügt man 1 Eßlöffel Wasser und 1 Eigelb dazu, mischt
gut durch, formt kleine Beefsteaks davon, bestreut sie mit
Panierbrot, brät sie kurz in Butter und gibt in Scheiben
geschnittene Zwiebeln darüber.

Roastbeef 306

Roastbeef wird von Sehnen und Häuten befreit, kräftig
geklopft und mit etwas Salzersatz eingerieben. Am besten

im Backofen gegrillt oder bei kräftigem Feuer in einer Pfanne mit etwas Rindertalg oder Mischfett (Nr. 83) und Wurzelwerk unter häufigem Übergießen gebraten. (Dauer: pro Pfund 10 Minuten oder mehr, je nach Geschmack). Servieren: warm mit Bratkartoffeln oder Pommes frites (178, 179), Kräuterbutter (79), gehobeltem Meerrettich; kalt mit Kartoffelsalat und Remouladen- (71) oder Kräuter- (50) oder Meerrettichsoße (57–59).

| 307 | **Gulasch** |

1 Pfund Ochsenfleisch (Jusfleisch) wird in walnußgroße Würfel geschnitten, mit 100 g feingeschnittener Zwiebel und 40 g Butter angeröstet, mit Rosenpaprika und 2 gestrichenen Eßlöffeln Mehl bestreut, gut verrührt, 1 Löffel Tomatenpüree dazugegeben, mit $^3/_4$ l Wasser aufgefüllt, dann einige Pfefferkörner, Lorbeerblatt, Nelke dazugetan und weichgedämpft; dann hackt man ein pfefferkorngroßes Stück Knoblauch mit einigen Kümmelkörnern und 1 g Salzersatz ganz fein und würzt damit das Gulasch. Dem fertigen Gulasch kann man 5–10 g salzfreien Hefeextrakt und $^2/_{10}$ l sauren Rahm zusetzen. Auf diese Weise kann man die verschiedensten Fleischsorten zubereiten.

| 308 | **Pichelsteiner Fleisch** |

Eine mit Butter ausgestrichene Kasserolle belegt man mit in Scheiben geschnittenen Zwiebeln, gibt auf diese eine Lage geschnittenes Ochsenfleisch, darauf eine Lage in Scheiben geschnittene Karotten, Sellerie und Lauch, dann eine Lage in Würfel geschnittenes Schweinefleisch und wiederholt die Lagen abermals, würzt mit etwas Paprika und Pfeffer, 10 g Hefeextrakt salzlos und 1 g Salzersatz, füllt $^3/_4$ mit Wasser auf, läßt es zugedeckt kochen und fügt nach etwa $^1/_2$stündiger Kochdauer in Scheiben geschnittene Kartoffeln dazu, läßt diese mit weichdünsten und gibt das Gericht in der Kasserolle auf den Tisch. Man kann das Fleisch auch vor dem Einlegen in Butter anbraten. Beim Anrichten streut man feingehackte Petersilie darüber.

200 g bestes, frisches Rindfleisch aus der Keule, ohne Fett und Sehnen („Pastete") werden vollkommen von Haut und Sehnen befreit, in Würfel geschnitten und mit ca. 6–8 g Salzersatz gewürzt. $^1/_2$ Stunde kühl stehenlassen und dann 2 mal durch die mittelfeine Scheibe des Fleischwolfes gedreht. Feingehackte Zwiebeln, 1 Prise Pfeffer und Paprika daruntermengen. 1 Eigelb obenauf. Dazu Toast von salzlosem Weißbrot und frische Butter.

Kasseler Rippenspeer (L.)   310

1–1$^1/_2$ Pfund frisches Schweinskarree läßt man vom Metzger mit Salpeter spritzen und dann räuchern (also nicht in die Pökellake, sondern nur mit Salpeter spritzen). Um es bratfertig zu machen, werden die Rückenknochen ausgelöst und die Sehne in 2 cm Dicke entfernt. Nun wird das Karree mit Salzersatz eingerieben, und zwar $^3/_4$ Stunden vor dem Braten. Etwa 1 Stunde im Ofen langsam braten, indem man vor den letzten 10 Minuten etwas Wurzelwerk hinzugibt.

Wild und Geflügel

Rehrücken gebraten mit saurem Rahm   311

Einen abgehäuteten Rehrücken spickt man mit salzfreiem Speck, reibt ihn mit Kräutergewürz, etwas Paprika und Salzersatz ein, beträufelt ihn mit Zitronensaft, hierauf setzt man ihn mit Wurzelwerk nebst salzfreiem Speck und Tomaten in eine Bratpfanne, übergießt ihn mit Butter, brät rasch an, bei allmählicher Zugabe von saurem Rahm, unter häufigem Begießen. Man bestäubt den Fond in der Pfanne mit wenig Mehl, fügt noch etwas Wasser hinzu, läßt nochmals aufkochen, würzt mit 10 g Hefeextrakt und 1 g Salzersatz, einigen Tropfen Zitronensaft nach und passiert die Soße über den Rücken.

Ein Stück Rehkeule legt man in eine Marinade wie bei
Sauerbraten (etwa 10 Stunden) und behandelt sie wie im
vorhergehenden Rezept mit saurem Rahm gedämpft.

313   **Wildragout**

$^1/_2$ Pfund zum Braten weniger geeignetes Wildfleisch,
wie Brust, Hals, Schulter, schneidet man in kleine Stücke
und legt sie 10 Stunden in eine Marinade nach Nr. 303,
schüttet diese dann auf einem Sieb ab. Das Fleisch schmort
man braun, bestreut mit 25 g Mehl, füllt mit $^1/_2$ l Wasser
auf, fügt das Wurzelwerk aus der Marinade und 1 Kräuterbündel hinzu, bringt alles unter Rühren zum Kochen und
läßt es halb weichdämpfen. Dann röstet man 50 g in kleine
Würfel geschnittenen, salzfreien Speck und kleine Zwiebeln
in Butter an, legt das Fleisch ohne die Soße in ein anderes
Geschirr, passiert die Soße darüber, fügt den Speck und
die Zwiebeln dazu und läßt es fertigdämpfen, würzt mit 1 g
Salzersatz, etwas Paprika und Zitronensaft; auch kann man
etwas sauren Rahm zusetzen oder, je nach Geschmack,
etwas Johannisbeergelee an die Soße geben.

314   **Wildpfeffer**

Die Vorderläufe, Brustlappen, Herz, Niere und Hals legt
man 3 Stunden in eine Marinade nach Nr. 303 und gießt
dann die Marinade ab. Hierauf werden die Stücke in Butter
mit Wurzelwerk, Kräuterbündel und einem pfefferkorn-
großen Stück Knoblauch, Majoran, Thymian weichgedämpft, dann röstet man 50–60 g Mehl in 40 g Butter
und 20 g Zucker braun, füllt mit $^1/_2$ l Wasser und etwas
Marinade auf, gießt es über das Fleisch und läßt nochmals
aufkochen. Man kann das Blut des Tieres noch dazugießen.
Man würzt mit 2 g Salzersatz, Kräutergewürz, Zitronensaft,
etwas Paprika, 1 Löffel Tomatenpüree, dann hebt man die
Stücke heraus und passiert die Soße darüber.

Für Gänseklein finden Kopf, Hals, Flügel, Magen, Herz, Füße Verwendung. Die Flügel und Füße werden mit kochendem Wasser gereinigt. Gurgel, Augen und Schlund werden entfernt. Man setzt das Gänseklein mit Wasser, Wurzelwerk, Kräuterbündel und einigen Tropfen Essig auf, kocht es weich und bereitet von der Brühe eine Deutsche Soße nach Nr. 48 und fügt gehackte Petersilie hinzu.

Gänse- und Entenragout 316

Eine ausgenommene, gereinigte und abgesengte Gans oder die weniger wertvollen Stücke der Gans werden in kleine Stücke geschnitten, mit Butter und Wurzelwerk angebraten, mit Mehl bestäubt und mit Wasser aufgefüllt, Lorbeerblatt, Nelke, Pfefferkörner, Thymian, Majoran, frische Tomaten und 1 gerstenkorngroßes Stück Knoblauch zugesetzt. Die Stücke werden weichgedämpft, dann die einzelnen Stücke herausgenommen und die Soße darüberpassiert; dann brät man in kleine Würfel geschnittenen Speck und kleine Zwiebeln in Butter an und kocht sie noch in dem Ragout weich. Würzen mit 1–2 g Salzersatz, etwas Zucker und Paprika, Kräuter- und Pastetengewürz und einigen Tropfen Zitronensaft. Falls zuviel Fett auf dem Ragout ist, nimmt man es vor dem Servieren ab.

Gänseweiß, sauer 317

Das Gänsefleisch wird mit Wasser, Wurzelwerk, Kräuterbündel und etwas Essig auf das Feuer gestellt und weichgekocht. Hierauf wird das Fleisch herausgenommen; die passierte und entfettete Brühe wird mit einer Reduktion nach Nr. 39, etwas Zitronenschale, 1–2 g Salzersatz und Eiweiß geklärt, filtriert und halb erkaltet, über das inzwischen in kleine Stücke geschnittene Fleisch geschüttet und kalt serviert.

Eine Ente im Gewicht von $3^1/_2$–4 Pfund reibe man vor dem Braten mit Salzersatz ein. Bratdauer ca. 1 Stunde, in den letzten 10 Minuten etwas Wurzelwerk beigeben. Die Ente nach Garwerden herausnehmen, den Topf kurz auf der Seite stehenlassen und das Fett sorgfältig abschütten. 1 frische Tomate oder $^1/_2$ Teelöffel Tomatenmark, 1 Prise Majoran, etwas frische Petersilie, 1 g Gewürzkörner und 1 Eßlöffel Rotwein in den Bratentopf geben. Alles zusammen vorsichtig einkochen lassen, dann mit 1 Teelöffel Mehl stäuben, mit $^1/_2$ l Flüssigkeit auffüllen. Nach ca. 20 Minuten passieren, den Saft einer halben Orange beigeben, sowie 20 g frische Butter. Inzwischen 1–2 Orangen filieren und lauwarm zur Ente servieren. Die Schale in ganz dünne Streifen schneiden, in Wasser weichkochen und unter die fertige Soße geben. 1 Prise Zucker oder $^1/_2$ Teelöffel Karamelsoße gibt der Soße den erforderlichen süßlichen Geschmack.

319   Gebratenes Hähnchen

Ein ganz junger Hahn wird ausgenommen, abgesengt, ausgewaschen, zusammengebunden und mit Zitronensaft, $^1/_4$ g Salzersatz, etwas Paprika gewürzt, mit Wurzelwerk in Butter goldgelb gebraten, $^1/_{10}$ l Wasser nach und nach aufgegossen und öfters mit eigenem Saft übergossen. Ab und zu mit etwas Wasser nachfüllen. Als Bratzeit rechnet man für einen jungen Hahn $^1/_2$ Stunde. Das Wurzelwerk kann in der Soße belassen werden, die Soße soll klar und nicht abgezogen sein. Man serviert Salat und Kompott dazu.

320   Hähnchen auf dem Rost gebraten

Man schneidet den Rücken eines Hähnchens der Länge nach auf, klopft es, dann mischt man $^1/_4$ g Salzersatz mit etwas Paprika, Kräutergewürz, Pastetengewürz und reibt das Hähnchen damit ein, beträufelt es noch mit einigen Tropfen Zitronensaft und läßt es 10 Minuten durchziehen. Dann bestreicht man das Hähnchen mit Olivenöl, legt es auf den heißen Grill, läßt es unter öfterem Umdrehen hell-

braun rösten, bestreut mit geriebener Semmel und läßt diese
noch etwas mit anrösten. Das Grillieren darf nur auf ge-
lindem Feuer geschehen. Man legt unmittelbar vor dem
Servieren 1 Scheibe Kräuterbutter auf das Hähnchen.

Wiener Backhahn 321

Ein junges Hähnchen hergerichtet wie vorher, wird halbiert, mit gehackter Petersilie, etwas Paprika, englischem
Senf, $^{1}/_{2}$ g Salzersatz eingerieben, mit Zitronensaft beträufelt und 10 Minuten stehengelassen. Dann mit Mehl, Eigelb
und geriebenen salzfreien Brötchen paniert und in schwimmendem, heißem Palmin oder in geklärter Butter goldgelb
gebacken. Man garniert mit Zitrone und Petersilie.

Hühnerfrikassee mit Reis 322

Zubereitung wie Kalbsfrikassee (Nr. 286).

Geschmortes Huhn oder Hahn 323

Einen Hahn schneidet man in Viertel, die Viertel werden
in Butter oder Olivenöl mit Wurzelwerk angebraten, mit
Mehl bestreut, mit Wasser aufgefüllt, einige frische Tomaten oder 1 Löffel Tomatenpüree, Kräuterbündel, 1 gerstenkorngroßes Stück Knoblauch, Lorbeerblatt, Nelke,
Pfefferkorn dazugegeben und darin weichgedämpft, die
Stücke werden herausgenommen, die Soße darüberpassiert,
mit Zitronensaft, $^{1}/_{2}$ g Salzersatz, etwas Paprika und flüs-
sigem Gewürz gewürzt.

Huhn auf bürgerliche Art 324

Ein sauber hergerichtetes und in Viertel geschnittenes
Huhn (oder Hahn) brät man in Butter an, gibt es in eine
feuerfeste Form, fügt junge, kleine Karotten, Zwiebeln,
Sellerie und in kleine Würfel geschnittene Tomaten und
Kartoffeln hinzu und dämpft unter öfterem Nachfüllen mit
Wasser alles zugedeckt weich. Würzt mit $^{1}/_{2}$ g Salzersatz,
etwas Paprika, Pastetengewürz, Pfeffer. Man kann noch
$^{1}/_{10}$ l sauren Rahm zufügen.

325   Huhn auf königliche Art (Chicken King) (L.)

Junghuhn oder Junghahn werden roh in Viertel geschnitten, sauber gewaschen und mit wenig Wasser sowie einer Tasse guten Weißweins und wenig hellem Wurzelwerk weichgekocht. Nur soviel Flüssigkeit, daß das Fleisch kaum bedeckt ist. Ist das Huhn weich, den Sud ohne Wurzelwerk noch einkochen lassen, bis man den Inhalt einer Kaffeetasse hat. Nunmehr den Fond leicht mit Kartoffelmehl binden. 2 Eigelb, 2 Eßlöffel süße Sahne langsam im Wasserbad aufschlagen, bis eine feste Masse entsteht, und den Fond vorsichtig daruntergeben. Das Fleisch vom Knochen ablösen, in nicht zu dicke Scheibchen schneiden, in Scheiben geschnittene (möglichst frische) Champignons daruntergeben und mit der Soße vermengen. Würzen mit Zitrone, 1 Prise Paprika, 2 g Salzersatz, 1 Prise Zucker, 1 Teelöffel Kognak. Auflaufform ausbuttern, die sämige Masse einfüllen, wenig geriebenen salzlosen Käse, Butterflocken daraufgeben und im Ofen überbacken. Darauf achten, daß die Masse nicht zum Kochen kommt. Risotto, feine Erbsen oder Spargel, Kopfsalat als Beilagen.

326   Curry von Huhn (L.)

Ein junges Huhn wird roh in Stücke geschnitten, indem man den Rücken der Länge nach aufschneidet. Keulen abtrennen und in grobe Stücke schneiden, ebenso die Brust. Die Knochen nicht auslösen. Mit Salzersatz ca. $^{1}/_{2}$ Stunde vor dem Braten würzen. In einem hellen Topf in schäumender Butter braten und nach 10 Minuten 10 g salzlosen Speck sowie helles Wurzelwerk beigeben und Farbe nehmen lassen. Nunmehr das Geflügel herausnehmen, das Fett vorsichtig abschütten und jetzt 1 Messerspitze Currypulver hinzugeben. Vorsichtig kurz angehen lassen, sonst schmeckt der Curry bitter, und sofort mit 1 Eßlöffel Weißwein ablöschen. 1 frische Tomate, 1 Prise Majoran, etwas frische Petersilie und 1 in Stücke geschnittenen, ungeschälten Apfel zugeben. $^{1}/_{2}$ Eßlöffel Mehl stäuben, mit $^{3}/_{4}$ l Flüssigkeit auffüllen, mit dem Schneebesen fest durchrühren, und

wenn es kocht, das Huhn wieder hineinlegen. Ist das Huhn
weich, Soße durchpassieren. Abschmecken mit ca. 2 g
Salzersatz, 1 Prise Zucker, etwas Zitronensaft und $^1/_4$ Tasse
süßer Sahne.

Gefüllter Kapaun, Hahn oder gefüllte Taube   327

Ein Kapaun wird sauber hergerichtet, mit folgender Füllung gefüllt: 3 alte, salzfreie Brötchen (oder entsprechend
soviel Weißbrot) werden geschält, in Wasser eingeweicht,
trocken ausgedrückt, mit feingehackten, in Butter angerösteten Zwiebeln auf dem Feuer abgerührt, mit gehackter Leber des Kapauns und 100 g Kalbfleisch und etwas
Petersilie durch die Fleischmaschine gedreht. Dann wird 1g
Salzersatz, Muskatnuß, etwas Pfeffer, Paprika und 2 Eigelb
daruntergerührt und in das Geflügel gefüllt, dann mit Wurzelwerk in Butter langsam gebraten.

Croquetten (Krusteln) von Geflügel (L.)   328

$^1/_2$ Huhn weichkochen, Fleisch in feine Würfel schneiden,
vermischen mit in Würfel geschnittenen Champignons.
Von der Brühe eine dicke Soße kochen, Rezept Nr. 48.
Fleisch und Champignons damit anrühren. 2–3 Eigelb
daruntergeben und noch etwas mitkochen lassen, bis sich
die Masse glatt vom Boden löst. Würzen mit 3 g Salzersatz,
1 Prise Paprika, Saft $^1/_2$ Zitrone und $^1/_2$ Eßlöffel Weißwein.
Auf eine Eierplatte geben und erkalten lassen. In ca. 3 cm
lange Stücke schneiden, in Ei und Semmelbrösel panieren
und in heißem Fett ausbacken. Tomatensoße dazugeben.

Kalte Küche

Sülze   329

$^1/_2$ l Wasser mit einer Reduktion (nach Nr. 39), Wurzelwerk und Kräuterbündel, 6–8 Blatt Gelatine, 1 geschlagenen
Eiweiß und 1 Löffel Kräuteressig zusammen aufs Feuer gestellt und unter ständigem Rühren zum Kochen gebracht,

dann vom Feuer genommen und 10 Minuten stehengelassen.
Man würzt mit 1 g Salzersatz und passiert dann durch eine
Serviette. Wenn das zuerst Durchgelaufene trüb sein sollte,
so gießt man es nochmals durch, bis alles ganz klar ist.
Man kann den Sülzen auch einen bestimmten Geschmack
geben, indem man Sellerie, Tomaten oder Kerbel beifügt.

330   **Sülzkoteletts von Gemüse**

Man gießt eine Kotelettform $^1/_2$ cm mit Sülze (nach
vorhergehendem Rezept) aus. Dann bereitet man ein Gemüseragout aus gekochten und in kleine Würfel geschnittenen gelben Rüben, Sellerie, jungen Erbsen, Spargel (oder
der Saison entsprechenden anderen Gemüsen). Fügt gehackte Petersilie, feingeschnittene Zwiebeln, etwas Paprika,
Pfeffer und $^1/_2$ g Salzersatz hinzu, mischt einige Löffel Sülze
darunter, füllt das Ragout in die mit Sülze ausgegossene
Form und gießt, wenn erkaltet, die Form mit dem Rest
der Sülze zu und läßt sie erkalten. Man kann sie dann,
nachdem man sie einen Moment in heißes Wasser gehalten
hat, auf eine Glasschüssel stürzen und Remouladensoße
dazugeben.
Auf diese Weise kann man alle Gemüse zubereiten, z. B.
Spargel in Sülze, junge grüne Bohnen in Sülze, Blumenkohl
in Sülze usw.

331   **Mixed Pickles**

100 g kleine Zwiebeln, 100 g gelbe Rüben, 100 g Sellerie
und 100 g Blumenkohl werden in kleine Würfel geschnitten
und mit $^3/_4$ l Wasser und 3 Eßlöffel Essig halb gargekocht,
dann gießt man die Brühe ab, kocht sie mit 15 g Zucker,
1 Nelke, $^1/_2$ Lorbeerblatt und 5 Pfefferkörnern auf und passiert sie über die Mixed Pickles und gibt sie zu kaltem
Braten.

332   **Brötchen mit Gemüsebelag**

Salzfreies Schwarzbrot wird mit Butter bestrichen und
mit Schnittlauch oder Radieschen, Rettich, Kresse, Tomaten

oder geriebenem Meerrettich belegt. Oder man belegt dies
Brot oder Brötchen mit Gemüsesalat nach vorstehenden
Rezepten.

333   **Schinkenpudding**

100 g gekochter, gewiegter, sslzfreier Schinken, 3 ab-
gerindete salzfreie Brötchen oder eine entsprechende Menge
altes, salzfreies Weißbrot, 3 Eigelb und in Butter gedün-
stete, gehackte Zwiebeln werden vermengt. Eierschnee
dazu. 2 Stunden im Wasserbad. Dazu Tomatensoße oder
grüner Salat.

334   **Liptauer Käse**

Siebkäse (Quark) wird durch ein Sieb getrieben, mit
Sahne oder Aletosal-normal verrührt. Dazu kommt ein
wenig Butter, Paprika, Pfeffer, Kümmel, Salzersatz, etwas
geriebene Zwiebel, feingehackter Schnittlauch und 1 Prise
Zucker. Diese crèmeartige Masse gut verrühren und in
kleine Kugeln geformt anrichten.

335   **Kochkäse**

1 Pfund salzloser Quark wird gut zugedeckt an einen
warmen Ort zum Gären hingestellt. Wenn der Quark gut
schleimig ist, läßt man 1 Eßlöffel Fett (Margarine oder
Butter) in einem Topf zergehen und rührt den schleimigen
Quark hinein. Wenn alles gut durchgekocht ist, setzt man
$^{1}/_{2}$ Tasse Milch, 1 Teelöffel Kümmel hinzu, läßt unter ständigem Rühren nochmals aufkochen und füllt in Porzellan-
formen ab.

V.

Speisefolgen-Vorschläge für 3 Wochen

In Kliniken und Sanatorien mit genügend Küchen-
personal kann die salzfreie Kost natürlich vielgestaltig sein,
neben Suppen auch Vorspeisen enthalten und vielerlei Gemüse bei jeder Mahlzeit. Die Hausfrau, die oft gezwungen
ist, die Diät ohne Hilfe zuzubereiten, muß schon aus zeit-
lichen Gründen die Kost etwas einfacher gestalten. Dem
habe ich in den folgenden Vorschlägen weitgehend Rechnung getragen. Da Nr. 1 der Speisenfolge für den Sonntag ge-
dacht ist, ergeben sich aus der Numerierung die folgenden
Tage bis zur Dauer von drei Wochen. Natürlich können alle
Gerichte beliebig ausgewechselt werden. Die Frage: „Was
soll ich denn nur heute wieder kochen?!" ist an Hand
der Vorschläge leicht zu beantworten. Sie erlauben es,
ohne nennenswerte Wiederholungen in dieser Zeitspanne
täglich ein anderes Gericht zu bereiten. Die in den rechten
Spalten vorgeschlagenen Fleisch- (und Fisch-) freien Gerichte sind nicht immer ausgesprochen eiweißfrei, aber doch
so eiweißarm, daß sie bei nicht striktem Eiweißverbot unbedenklich gegeben werden können. Vereinfachung ist
leicht durch das Weglassen der Suppen zu erzielen. Die
Abendessen können wesentlich vereinfacht werden, wenn
man die kalte Küche mit Brot, Butter, Aufschnitt, Käse
und evtl. Salat stärker berücksichtigt. Ohnehin sind die
meisten vorgeschlagenen Abendmahlzeiten durch Brot,
Käse und evtl. Obst noch anzureichern.
Und nun: Guten Appetit!

Mittagessen   1

Maligatownysuppe (25)

mit Fleisch	ohne Fleisch
Huhn auf königl. Art (325)	Risotto (232)
Risotto (232)	Karotten mit jg. Erbsen (139)
Karotten mit jg. Erbsen (139)	

Fruchteis (265)

Abendessen

mit Fleisch	ohne Fleisch
Roastbeef kalt (306)	Sülzkotelett v. Gemüse (330)
Meerrettichsoße (57/58)	Meerrettichsoße (57/58)
Kartoffelsalat (Soße 71)	Kartoffelsalat (Soße 71)
Feldsalat (Soße 75)	Feldsalat (Soße 75)

Mittagessen   2

Semmelsuppe (1)

mit Fleisch	ohne Fleisch
gehacktes Beefsteak (305)	Spinat (88/89)
Spinat (88/89)	Pommes frites (178/9)
Pommes frites (178/9)	

Kalter Reis mit Früchten (251)

Abendessen

mit Fleisch	ohne Fleisch
Schinkenpudding (333)	Spaghetti-Auflauf (238)
Tomatensoße (52)	Tomatensoße (52)
Salat	Salat

Mittagessen   3

Friesländer Gerstensuppe (29)

mit Fleisch	ohne Fleisch
Kalbsragout (292)	frische Steinpilze „borde-
Kartoffel i. d. Schale (174)	laise" (150)
Salat	Bratkartoffel (177)
	Salat

Zwiebackpudding (255)

Abendessen

gefüllte Pfannkuchen gebacken (213)

Salat

4   Mittagessen

Rote Rübensuppe ostpreuß. Art (23)

mit Fleisch	ohne Fleisch
Hammelkeule (298/299)	Tomaten (122) mit Reis-
Bratkartoffeln (177)	füllung (169)
Teltower Rübchen (141)	Teltower Rübchen (141)
Salat	Salat

Fruchtsalat (269)

Abendessen

Kohlrabi in Rahmsoße (111)
Bauernkartoffeln (194)

5   Mittagessen

Spargelsuppe (14)

mit Fleisch	ohne Fleisch
Roastbeef (306)	gebackener Sellerie (137)
Schwarzwurzeln mit Hollän-	Schwarzwurzeln mit Hollän-
discher Soße (144)	discher Soße (144)
Macairekartoffeln (199)	Macairekartoffeln (199)

Fruchtcrème (266)

Abendessen

Weckklöße (229)
Blumenkohl (113/115)

6   Mittagessen

Tomatensuppe (20)

mit Fleisch	ohne Fleisch
gedämpfter Fisch (275)	Kartoffelpfannkuchen (196)
Kartoffeln in der Schale (174)	mit Apfelmus oder Heidel-
Salat	beeren

Karamelcrème (263)

Abendessen

Rahmstrudel (246)
Käse

Mittagessen   7

Pichelsteiner Fleisch (308)   Kartoffelnudeln (195)
Gemüsesalat (156)
Rote Grütze (262)

Abendessen

Fisch in Muscheln über-   Rohkostsalatplatte (157)
backen (281)
Ducheßkartoffeln (190)

Mittagessen   8

Ochsenschwanzsuppe (27)
Rehrücken geb. mit   Blumenkohl mit Tomaten
saurem Rahm (311)   (114)
Rotkraut (99)   Kartoffelcroquettes (189)
Kartoffelcroquettes (189)
Mocca-Eis (267)

Abendessen

Kalter Aufschnitt   Krusteln von Reis (221)
Käse   mit Fruchtsoße (272)
Obst

Mittagessen   9

Kartoffelsuppe (12)
Gulasch (307)   Pfifferlinge (148)
Spätzle (203)   Spätzle (203)
Tomatensalat (Soße 155)   Tomatensalat (Soße 155)
Apfel im Schlafrock (254)

Abendessen

Forelle blau (273)   Schwarzwurzeln mit Rahm-
Meerrettich mit Schlag-   soße (143)
sahne (59)   Kartoffeln in der Schale (174)
Kartoffeln in der Schale (174)

10   Mittagessen

Grünkernsuppe (3)

Ungar. Hammelragout (300)	Risotto ital. Art (232)
Safranreis (233)	Kopfsalat mit Soße (154)
Bohnen engl. Art (128)	
Kopfsalat mit Soße (154)	

Abendessen

Aufschnitt	Kartoffelsalat (156) mit einem
Kartoffelsalat (156) mit einem	der Gemüsesalate (157–166)
der Gemüsesalate (157–166)	(Knäcke-) Brot
(Knäcke-) Brot	

11   Mittagessen

Lauchsuppe (11)

Kasseler Rippenspeer (310)	Nudeln in Tomaten (236)
Weinkraut (106)	Salat (Soße 75)
Kartoffelbrei (181)	Savarin (256)

Abendessen

mit Speck geschmorte	geschmorte Gurken (118) u.
Gurken (118) und	gedämpfte Tomaten (120)
gedämpfte Tomaten (120)	Kartoffelauflauf (188)
Kartoffelauflauf (188)	

12   Mittagessen

Fruchtkaltschale (30)

Sauerbraten (303)	Kartoffelklöße (197)
Kartoffelklöße (197)	Spargel- u. Tomatensalat
Spargel- u. Tomatensalat	(Soße 153–155)
(Soße 153–155)	Obst

Abendessen

Zwiebelkartoffeln (183)
Spinatpudding (91)

Mittagessen   13

Zwiebelsuppe (22)

Fischragout (280)	gefülltes Weißkraut (104)
Macairekartoffeln (199)	(Füllung nach Hausfrauenart
grüner Salat (Soße 153–5)	170)
	Macairekartoffeln (199)
	grüner Salat (Soße 153–5)

Palatschinken (214)

Abendessen

Reisauflauf (250)
mit Mandelmilch-Soße (S. 166 unter Nußnahrung)

Mittagessen   14

Bohnensuppe mit Speck   Bohnensuppe
Fruchtcrème (266)

Abendessen

Feines Ragout überkrustet	junge grüne Erbsen mit To-
(296)	maten (130)
Toast, Butter	Toast, Butter

Mittagessen   15

Kalte Sahnensuppe (33)

gefüllte Taube (327)	Pommes frites (178/9)
Pommes frites	gedämpfte Tomaten (120)
gedämpfte Tomaten (120)	

Apfelpfannkuchen (215)

Abendessen

kalter Rehrücken (311)	Spargel (132)
Cumberlandsoße (73)	Kartoffeln in der Schale
Waldorf-Salat (167)	Holländ. Soße (41) oder
Toast	Butter

16   Mittagessen

Blumenkohlsuppe (21)

gefüllte Kalbsbrust (283)   Butternockerln (226)
Gemüsesalat (157–166)   Gemüsesalat (157–166)
gebratene Kartoffeln (176)   gebratene Kartoffeln (176)
Schlagsahne mit Früchten (268)

Abendessen

Kartoffelpfannkuchen (196) mit Heidelbeeren
oder Apfelmus
Käse

17   Mittagessen

Kümmelsuppe (19)

gek. Ochsenfleisch (302)   Krusteln von Grieß (223)
Petersilienkartoffelgemüse   Erbsen mit Kopfsalat und
(185)   kleinen Zwiebeln (131)
Meerrettich geraspelt   Petersilienkartoffelgemüse
Mixed pickles (331)   (185)
Auflauf von Früchten (253)

Abendessen

Risotto mit   Krusteln von Gemüse (220)
Geflügelleber (234)   u. Kartoffelschnee (182)

18   Mittagessen

Frühlingssuppe (17)

Krautwickel (105) mit   Krautwickel (105) mit
Füllung (168)   Füllung (169)
gebr. Kümmelkartoffel (175)   gebr. Kümmelkartoffel (175)
Apfelbeignets (258)

Abendessen

kalter Braten mit Kräuter-   röm. Pastete (210) mit
soße (64)   Gemüseragout (152) gefüllt
(Knäcke-) Brot und Butter

Mittagessen   19

Karottensuppe (16)

Kalbskotelett Bologneser   Spaghetti mit Tomaten (236)
Art (290)
Spaghetti (235) mit
Tomatensoße (52)

Birne Mailänder Art (260)

Abendessen

Pellkartoffeln (174) mit Zwiebelsoße (53/54)
Rotkraut- und Weißkrautsalat (157/159)

Mittagessen   20

Reissuppe mit Gemüse (10)

Bremer Pfannfisch (282)   Rissolen (217) mit Pilz- (148)
Meerrettich mit   oder Gemüsefüllung (152)
Schlagsahne (59)
Ducheßkartoffeln (190)

Obstkuchen (257)

Abendessen

Mangoldgemüse (92)
Kartoffelnudeln (195)

Mittagessen   21

Linsensuppe mit salzfr.   Linsensuppe
Würstchen

Apfelstrudel (245)

Abendessen

kaltes Huhn (320) mit   frische Champignon Mimi
Remouladensoße (72)   (149)
Pommes frites ital. Art (179) Pommes frites ital. Art (179)

VI.

Anschriften - Verzeichnis

Die mit * versehenen Firmen haben amtliche Analysen vorgelegt.
Die örtlichen Reformhäuser sind in der Lage, die hier angeführten
kochsalzfreien Nahrungsmittel zu liefern.

Auf den Anzeigenteil am Schluß des Buches wird hingewiesen.

1. Salzfreie Nahrungsmittel

Bircher-Müsli

Keimdiät GmbH., Augsburg, Schließfach 228:
    Bircher-Müsli „fix und fertig"

Brot

Achimer Simonsbrot-Fabrik Fritz Lieken, Achim bei Bremen:
    Achimer Weizenkeim-Diätbrot
    Achimer Simons-Waerlandbrot
Batscheider Knäckebrotfabrik F. Lieken & A. Batscheider, Deisen-
hofen bei München:
    Batscheider Knäckebrot, Sorte „Delikateß" o. S.
    Batscheider Waerlandbrot o. S.
    Batscheider Weizenkeim-Diätbrot
Erste Deutsche Knäckebrotwerke, Karlsruhe, Postschließfach 650:
    Krafts Knäckebrot Sorte Ds
Grahamhaus Studt KG., Bad Kreuznach:
    Studt-Grahambrot
    Studt-Vollkornbrot („Original Felke-Brot")
Vitam GmbH., Nahrungsmittelfabrik, Hameln:
    Vitam-Vollkornflachbrot nach Waffelart

Brotaufstrich (s. auch unter Nußnahrung und Fette etc.)

W. A. Ahrens, Konservenfabrik, Braunschweig, Bültenweg 23:
    Ahrens-Konfitüren, ungefärbt
    Diabetiker-Marmeladen, gesüßt mit Sionon
Eden-Waren GmbH., Bad Soden am Taunus:
    Eden Steinpilzpastete kochsalzfrei
    Eden Brotaufstrich (pflanzliche Wurst) kochsalzfrei
    Eden Hagebuttenmus
    Eden Hagebuttenmarmelade

Vitam GmbH., Nahrungsmittelfabrik, Hameln*:
 Vitam-R kochsalzfrei[1]
 Kräuter-Vitam-R kochsalzfrei[1]
 Vitam-S (Süßhefe-Nährextrakt)
Zyma-Blaes AG., München 25:
 „Extractum faecis spissum salzarm" (Hefe) (Kochsalzgehalt unter
 0,5%)

Fette oder Pflanzenfette bzw. Margarine

De-Vau-Ge-Gesundkostwerk GmbH., Hamburg 26, Anton-Rée-Weg
18:
 De-Vau-San (Pflanzenfett mit Haselnußmus)
 Pflanzenmargarine „Allerbeste" oder „Echte"
Eden-Waren GmbH., Bad Soden am Taunus:
 Eden biologische Fettnahrung
 Eden Pflanzenmargarine
 Eden Speisefett „Diäsan"
Margarinewerk Eidelstedt, Gebr. Fauser, Hamburg-Eidelstedt, Pinne-
berger Chaussee 60:
 Kochsalzfreie Fette: Vitaquell, Eidel, Sonnenruf, Vitagen, Eidelin
 Sonnenblumen-Kaltpressöl, Mohn-Kaltpressöl

Fleisch- und Wurstwaren in Dosen oder Darm (s. auch Brot-
aufstrich):
Wilhelm Brandenburg, Timmendorfer Strand
Hans Jahreis, Frankfurt a. M., Alt-Griesheim 62*
Otto Maul, Bruchsal i. Baden
Wilhelm Schack, Frankfurt a. M.-Fechenheim, Hanauer Landstr. 510*
Johann Schard, Frankfurt a. M. NO 15, Schulze-Delitzsch-Str. 59
C. Weißbecker, Frankfurt a. M.-Höchst, Emmerich-Josef-Str. 19

Gemüse

W. L. Ahrens, Braunschweig, Bültenweg 23, und
Wilhelm Brandenburg, Timmendorfer Strand:
 Dunstkonserven aller Art
 Rohkost-Sauerkraut (kochsalzarm)
Eden-Waren GmbH., Bad Soden am Taunus:
 Eden-Frischkost-Sauerkraut
Fino-Werke H. Luithlen Söhne KG., Andernach a. Rhein:
 Getrocknete grüne Schnittbohnen

---

[1] Bei Bestellung ausdrücklich „kochsalzfrei" verlangen, da es auch Vitam-R mit Kochsalzzusatz gibt.

Rich. Hengstenberg, Eßlingen a. Neckar:
   Delikateß-Gurken
   „Mildessa" Weinsauerkraut
Ulrich Sabath KG., Hage (Ostfriesland):
   Danga-Gemüsekonserven in verschiedenen Sorten
   Gemüsesäfte: s. Pflanzensäfte
   Vegetarische Pastete, fein
   Vegetarische Pastete, fein, geräuchert
   Vegetarische Pastete, grob, geräuchert
Walther Schoenenberger, Magstadt bei Stuttgart*:
   Hensels Pflanzenfleisch kochsalzarm
W. Wecker, Heilbronn a. Neckar, Postfach 304:
   Diät-Gurkenhappen kochsalzfrei
   Diät-Sauerkraut kochsalzfrei

Hefe und Hefepräparate (s. auch Brotaufstrich)

Vitam GmbH., Hameln*:
   Fermentin = Vitam-Trockenhefe (Na-frei)
   Vitasan- = Vitam-Bierhefe (Na 0,26%)
   Vitam-S = Süßhefe Nährextrakt (Na 0,36%)
   Vitam-R = kochsalzfrei[1] (Na 0,2%)
   Kräuter-Vitam-R (Vitamin-Hefe-Extrakt) kochsalzfrei[1]
Zellstoff-Fabrik Waldhof, Wiesbaden, Humboldt-Str. 14*:
   Waldhof-Hefeflocken
Zyma-Blaes AG., München 25, Zielstattstr. 38:
   „Extractum Faecis spissum salzarm" (Kochsalzgehalt unter 0,5%)

Honig

Eden-Waren GmbH., Bad Soden am Taunus:
   Eden-Blütenschleuderhonig

Käse

In allen Reformhäusern:
   Diätkäse salzlos
Ada-Käsefabrik GmbH., Rodenkirchen a. Rhein*:
   Ada-Diät-Käse (kochsalzarm 0,4% NaCl)
Brillant-Feinkäsefabrik Ernst Winkelmann, Babenhausen Krs.
Illertissen:
   „Brillant" Doppelrahm-Frischkäse 60 % Fett i. Tr.

---

[1] Bei Bestellung ausdrücklich „kochsalzfrei" verlangen, da es auch (Kräuter-) Vitam-R mit Kochsalzzusatz gibt.

Gervais-Käserei, Rosenheim Bayern*:
  Gervais-Diätkase (0,24% NaCl), 61,6% Fett i. Tr.
Johann Schard, Frankfurt a. M. NO 15, Schulze-Delitzsch-Str. 59:
  Diätfrischrahmkäse (eine Gervaisart) 50% Fett i. Tr.
  Diätfrischrahmkäse nach Liptauer Art 50% Fett i. Tr.
  Diät-Geheimratskäse ca. 500 g schwer 45% Fett i. Tr.
  Diät-Gaudakäse 45% Fett i. Tr.
  Diät-Edamer, geräuchert 45% i. Tr.
  Diät-Tilsiter 45% Fett i. Tr.

Kaffee

Franck und Kathreiner GmbH., Kaffeemittelfabriken, Ludwigsburg
b. Stuttgart:
  Kathreiner Kneipp-Malzkaffee
  Linde's Kaffee-Ersatz-Mischung
  Kornfranck Kaffee-Ersatz-Mischung
  Aecht Franck Kaffee-Zusatz

Milch u. ä.

Alete Pharmazeutische Produkte GmbH., München 3, Tal 12*:
  Aletosal
De-Vau-Ge-Gesundkostwerk, Hamburg 26, Anton-Rée-Weg 18:
  Mandelmilch aus De-Vau-Ge-Mandelemulsion

Milch-Fruchtsäfte s. Pflanzen- und Fruchtsäfte S. 166

Mineralwasser

Gasteiner Thermalwasser Bad Gastein
Georg Viktoria-Quelle, Bad Wildungen, Hessisches Staatsbad*
Gralsquelle, Saalfeld i. Thür.*
Lauchstädter Heilbrunnen, Lauchstädt i. Thür.*
Sportquelle Bad Vilbel*

Nährbier

Hackerbräu AG., München*:
  Nährbier

Nährmittel

In allen Reformhäusern:
  Bohnen-, Erbsen-, Linsen-, Grünkern-, Reismehl bzw. -schrot,
  Grünkern-, Reis-, Weizen-, Haferflocken usw.
Deutsche Maizena-Werke GmbH., Hamburg 1, Maizenahaus*:
  Maizena

Mondamin
Dextropur
Nuxo-Werke Rothfritz & Co., Hamburg 39, Bebelallee 149:
    Nuxo-Vollkornflocken
    Nuxo-Grünkernflocken
    Nuxo-Reisflocken
    Nuxo-Vollsojaflocken

Vollkornnährmittel:
Achimer Simonsbrot-Fabrik Fritz Lieken, Achim bei Bremen:
    Achimer Kollath-Frühstück
    Achimer Original-Waerland-Kruska
    Prof. Kollath's Naturkorn-Schrot und -Mehl

Teigwaren:
Keimdiät GmbH., Augsburg, Schließfach 228:
    Keimdiät-Safran
    Nudeln, Spaghetti und Hörnchen
Pfanni-Werk Otto Eckart, München 8, Glonner Straße 6:
    „Pfanni" Kartoffelknödelmehl (kochsalzarm)

Nußnahrung

De-Vau-Ge-Gesundkostwerk, Hamburg 26, Anton-Rée-Weg 18:
    De-Vau-Ge-Erdnußmus   ⎱ zur Bereitung von Brotaufstrichen,
    De-Vau-Ge-Haselnußmus   ⎰ Bratlingen, Fruchtkeks, Nußmilch
    De-Vau-Ge-Mandelmus   bzw. Mandelmilch u. a.
    De-Vau-Ge-Mandelemulsion (zur Bereitung von Mandelmilch)
Nuxo-Werke Rothfritz & Co., Hamburg 39, Bebelallee 149*:
    Mandel-Nuxo
    Hasel-Nuxo (zur Bereitung von Nußmilch und Mayonnaise)

Pflanzen- und Fruchtsäfte

Donath-Kelterei, München 25, Baierbrunner Str. 35:
    Frucht- und Gemüsesäfte, Sandorn-Vollfrucht
Eden-Waren GmbH., Bad Soden am Taunus:
    Eden-Süßmoste
    Eden naturreine, unvergorene, unkonservierte Frucht-Muttersäfte
    Eden Sauerkrautsaft
    Eden Tomatenmost
    Eden Karottenmost
    Eden Tomatensaft
Walther Schoenenberger, Magstadt bei Stuttgart:
    Schoenenberger Pflanzensäfte

Zwieback

Grahamhaus Studt KG., Bad Kreuznach:
    Studt-Kinder-Zwieback
    Studt-Diät-Zwieback
Vereinigte Friedrichsdorfer Zwiebackfabriken, Bad Homburg:
    Der echte Friedrichsdorfer Zwieback, Marke Stammhaus Pauly,
    kochsalzfrei

2. Salzersatzmittel

Natriumfrei

Kahler & Co., Berlin-Tempelhof, Germaniastr. 29/30*:
    Kahler-Kalium-Diätsalz
Natura-Werk, Hannover, Neanderstraße 5*:
    Diät-Bisalz natriumfrei
Nordmark-Werke GmbH, Ütersen i. Holstein*:
    Sina-Salz
Sagitta-Werk, München 15*:
    „Sagisal" (Sagitta-Salz)

Chlorfrei

Chemische Fabrik Tempelhof, Preuß & Temmler, Berlin-Tempelhof*:
    Sinechlor
Curta & Co., Frankfurt a. M.-Fechenheim*:
    Curtasal
Henselwerk, Magstadt bei Stuttgart*:
    Hensels Diätsalz
Kahler & Co., Berlin-Tempelhof, Germanisatr. 29/30*:
    Kahler Diätsalz DBP (vorm. Renal)
Arthur Krone & Co., Buchschlag i. Hessen:
    Gertos-Salz
Nordmark-Werke GmbH., Ütersen i. Holstein*:
    Titro-Salz Spezial

3. Würzen

(Gewürzkräuter, Essig, Mayonnaisen, Hefeextrakte)

In allen Reformhäusern:
    Würzkräuter
Alete Pharmazeutische Produkte GmbH., München 3, Tal 12*:
    Alete-Würz-ABC

H. W. Appel, Feinkost-AG., Hannover, Postschließfach 757*:
Appels-Diät-Mayonnaise
Dr. Madaus & Co., Köln-Merheim:
Gewürzkräuter-Pulver Kep I für Fleisch
Gewürzkräuter-Pulver Kep II für Gemüse
Ulrich Sabarth KG., Hage (Ostfriesland):
Rotkäppchen-„Tafelgewürz" und 40 Einzelgewürze und Mischungen
Danga Feinste Mayonnaise

Flüssige Würzen:

H. W. Appel, Feinkost-AG., Hannover, Postschließfach 757*:
Liebig Fleischextrakt, kochsalzarm
Donath-Kelterei, München 25, Baierbrunner Str. 35:
Friate (für Salatsoßen, Mayonnaise, Brotaufstrich)
Sagitta-Werk, München 15, Pettenkoferstr. 22*:
Sagisal-Würze

Essig

Rich. Hengstenberg, Eßlingen a. Neckar:
„Alte Liebe" Echter Weinessig

Hefe s. Hefe und Hefepräparate S. 164

Senf

H. W. Appel, Feinkost-AG., Hannover, Postschließfach 757*:
Appels-Diät-Senf
Rich. Hengstenberg, Eßlingen a. Neckar:
Senf
W. Wecker, Heilbronn a. Neckar, Postfach 304:
Heilbronner Senf kochsalzfrei

VII.

Anweisung
zum Pflanzen von Würzkräutern

Wer auch nur eine einigermaßen vollständige Sammlung der erwähnten Würzkräuter selbst anpflanzen wollte, müßte schon ein ganz hübsches Stück Garten dafür haben. Aber einige Kräuter, die man immer wieder benutzt und die anspruchslos sind, kann man schon am Küchenfenster im Topf ziehen (Petersilie, Schnittlauch u. a.). Einer Anleitung bedarf es da kaum. Man muß nur darauf achten, daß die Pflanzen nicht zuviel Sonne durch die Glasscheiben bekommen.

Wer einen Balkon hat, kann sich schon etwas mehr leisten. In einem Kasten von etwa 20 cm Tiefe kann man fast alles wachsen lassen, was man an Gewürzkräutern wünscht, nur muß man sehr haushälterisch mit dem Platz umgehen.

Das Ideal ist der kleine Gewürzgarten nicht zu fern von der Küche. Am besten läßt man sich vom Gärtner beraten, der die Pflänzchen beschafft, oder von einem Samengeschäft, aus dem man den Gewürzkräutersamen bezieht. Grundsätzlich soll man das pflanzen, was man sehr oft braucht, und das, was man zwar seltener braucht, aber schlecht auf dem Markt bekommt.

Der *Boden* im Garten soll ‚warm‘ sein, d. h. guten Humus enthalten. Die Düngung im Garten soll durch Kompost, den man jederzeit eingraben oder aufstreuen kann, erfolgen, nie durch frischen Dünger. Im Herbst gräbt man in das Gartenstück alten, verrotteten Stallmist ein, wobei man die Erdschollen nicht zerkleinert. Jauchedüngung darf auch wenn die Pflanzen stehen, bei feuchter Witterung erfolgen (nie bei Sonnenschein). Besonders empfehlenswert ist ein Guß mit Hühnerdung (eventuell vermischt mit Ofenruß), den man einige Tage in reichlich Wasser hat stehenlassen.

Bei der Aussaat und Pflanzung ist die zukünftige Höhe der Pflanzen zu berücksichtigen, damit sie sich später nicht gegenseitig zuviel Licht wegnehmen. Niedrige Pflanzen eignen sich für Balkonkästen, Beeteinfassungen usw. (z. B. Ysop, das man als Hecke verschneiden kann, Kresse, Kerbel, Petersilie, Portulak, Schnittlauch). Im Steingarten kann man als Ziergewächs Tripmadam (Dickblattgewächs) und Thymian anpflanzen.

Einjährige Pflanzen kann man direkt aussäen, und zwar immer in Reihen, um das sehr notwendige Hacken, Jäten und Auslichten zu ermöglichen. Aussaat März bis April. Manche Kräuter können mehr-

mals im Jahr gesät werden, so daß man stets junge Pflanzen hat.
Einzelne (Basilikum, Pastinak) zieht man besser im Mistbeet vor oder
beschafft sich die Pflänzchen beim Gärtner.

Einjährige Pflanzen sind:

Anis	Koriander
Basilikum	Kresse
Bohnenkraut	Majoran
Borretsch	Portulak
Dill	Senf
Kerbel	

Zweijährige Pflanzen entweder als Pflänzchen kaufen, ins Freiland
oder in Kästen aussäen.

Zweijährige Pflanzen sind:

Fenchel	Pastinak
Kerbelrübe	Petersilie
Kümmel	

Mehrjährige Pflanzen, die man sich am besten beim Gärtner besorgt, sind:

Liebstöckel	Weinraute
Pimpinelle (Pimpernell)	Wermut
Sauerampfer	Ysop
Schnittlauch	Zitronenmelisse
Tripmadam	

Sachverzeichnis

Rezeptangaben sind durch Schrägschrift der Seitenangabe kenntlich gemacht. Im Handel befindliche Nahrungs-, Salzersatzmittel und Würzen sind mit (H) hinter der Seitenzahl gekennzeichnet, womit auf die Herstelleradressen im Anschriftenverzeichnis (Seite 162ff.) verwiesen wird.

Anzeigenanhang

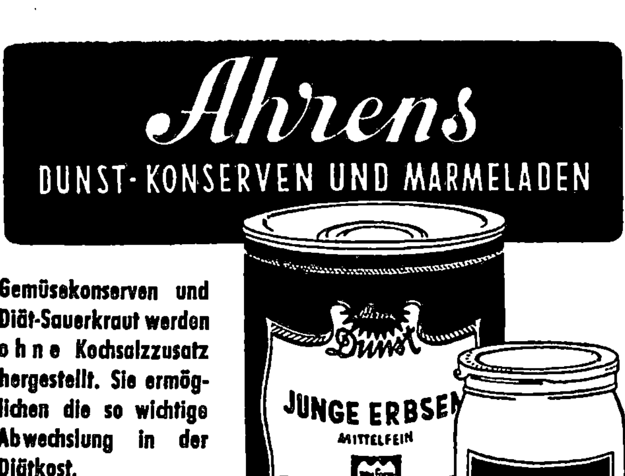

Ahrens
DUNST- KONSERVEN UND MARMELADEN
Dunst
JUNGE ERBSEN
MITTELFEIN
W.L.AHRENS
Dunst
ERDBEER-MARMELADE
ungezuckert
450g

Diät leicht gemacht

Alete-Würz-ABC

dient zur schmackhaften Zubereitung der kochsalzfreien und kochsalzarmen Diät.

Es besteht aus sechs gebrauchsfertigen, pulverisierten Würzmischungen, die auf bestimmte Speisen und Gerichtegruppen abgestellt sind.

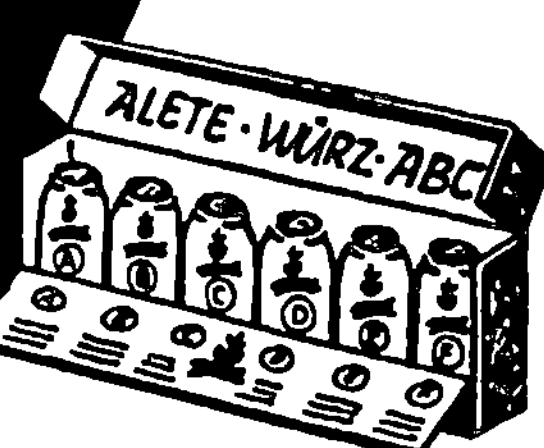

Aletosal

die praktisch kochsalzfreie Milch für Diät und Aletosaltage, besonders bei Bluthochdruck, Erkrankungen des Herzens und der Nieren sowie bei Fettsucht.

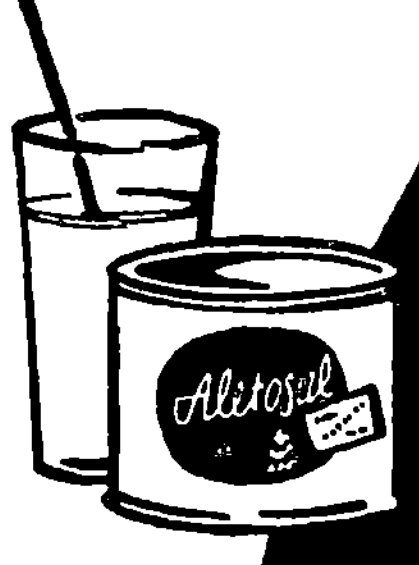

Beide Alete-Produkte sind in Apotheken, Drogerien und Reformhäusern erhältlich. Merkblätter und Rezepte werden Ihnen auf Wunsch kostenlos zugesandt.

ALETE · PHARM. PRODUKTE GMBH · MÜNCHEN

IV

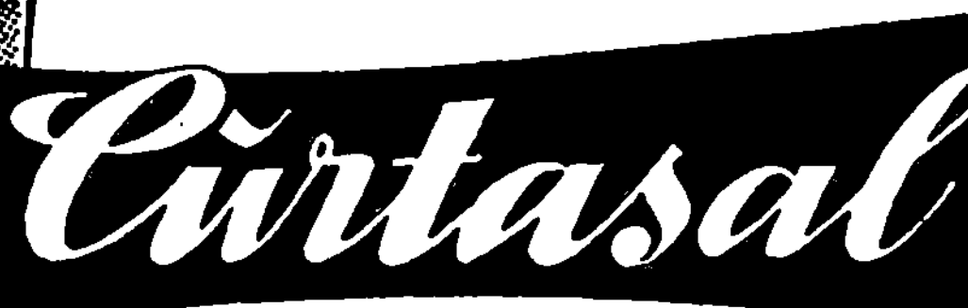

V

VI

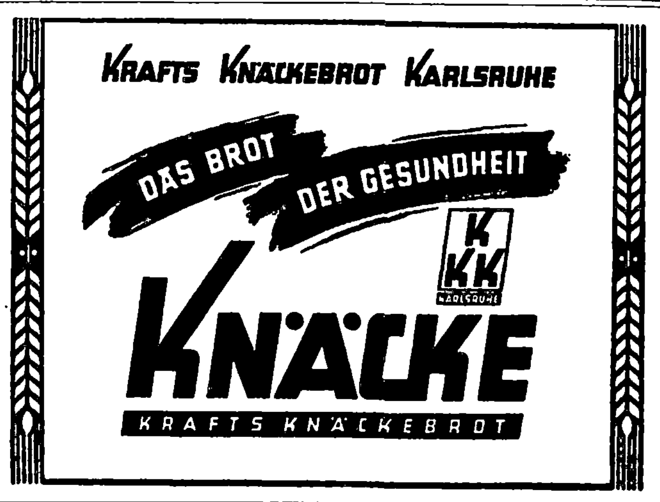

SÜß mit Früchten, herzhaft mit Gewürzen,
immer gleich wohlschmeckend und bekömmlich
ist der ungesalzene Gervais-Diätkäse.
Mit ihm wird Diätkost zur Delikatesse

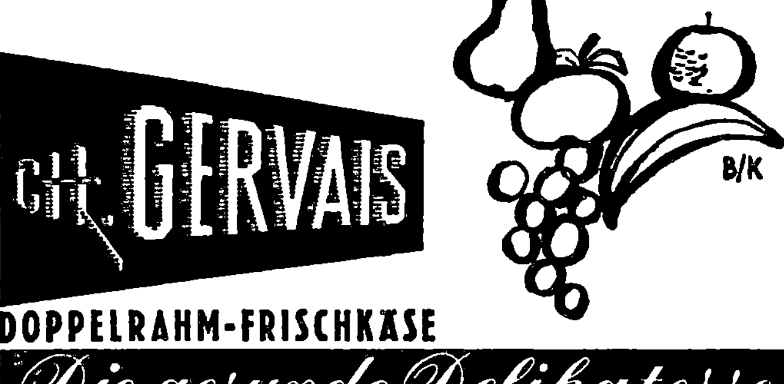

Fordern Sie kostenlos Diätrezepte an von Gervais AG München 27

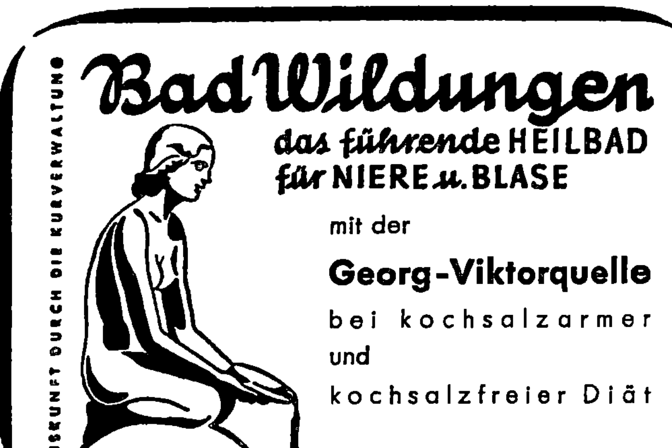

Bad Wildungen
das führende HEILBAD
für NIERE u. BLASE
mit der
Georg-Viktorquelle
bei kochsalzarmer
und
kochsalzfreier Diät
AUSKUNFT DURCH DIE KURVERWALTUNG

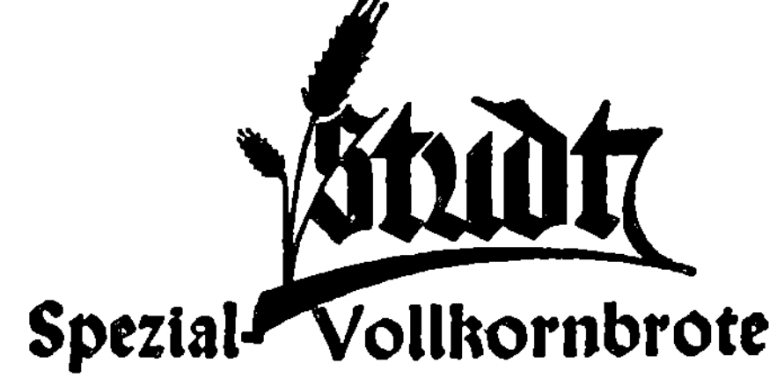

Stadt
Spezial-Vollkornbrote
nahrhaft, gesund und wohlschmeckend

Unsere Erzeugnisse mit dem Aufdruck „Frei von
Kochsalzzusatz" sind dennoch würzig, da dieselben
mit den Quellsalzen der Kreuznacher Heilquellen,
deren Kochsalzgehalt ausgefällt ist, gewürzt sind.

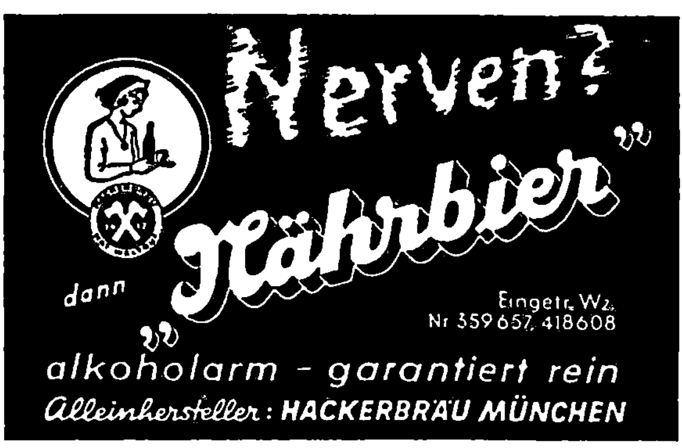

Nerven?
dann
Nährbier
Eingetr. Wz.
Nr 359 657, 418 608
alkoholarm - garantiert rein
Alleinhersteller: HACKERBRÄU MÜNCHEN

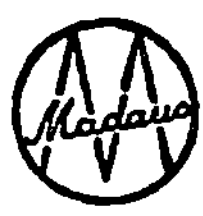

Kep

das Naturgewürz
anstelle von Salz
vereinfacht
die Zubereitung
kochsalzfreier Speisen

Kep

hat vielseitige Würzigkeit
und macht
kochsalzfreie Speisen
schmackhaft, sodaß
Salz nicht mehr
vermißt wird

Kep 1

für Fleisch

Kep 2

für Gemüse

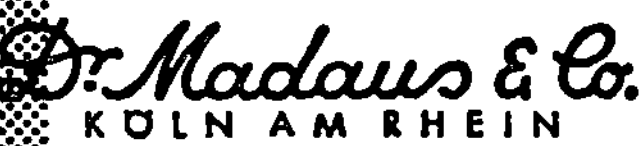

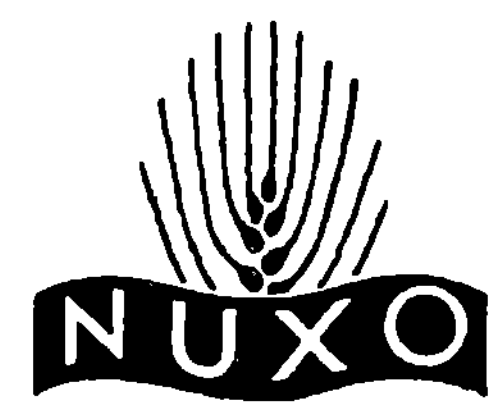

NUXO
Mandel-Nuxo, Hasel-Nuxo
Nuxo-Vollkornflocken
für kochsalzfreie Diät
seit 50 Jahren
Druckschrift Nr. 60 durch die Hersteller
Nuxo-Werke Rothfritz & Co.
Hamburg 39

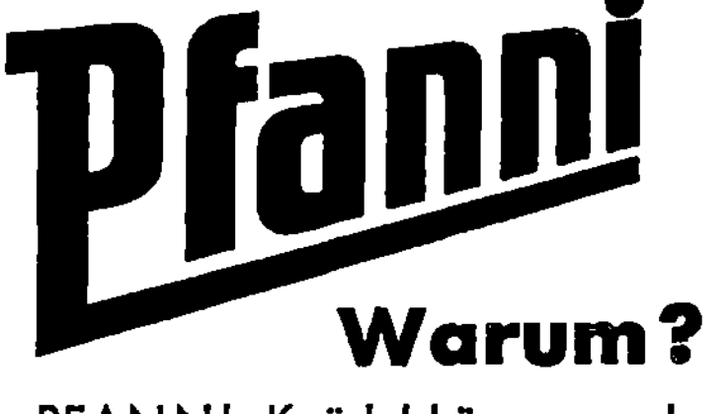

Pfanni
Warum?
PFANNI-Knödel können auch
älteren und kranken Leuten als
Beilage oder Schonkost gereicht
werden, denn PFANNI ist ein reines Naturprodukt,
nur leicht gewürzt und salzarm.
PFANNI ist gut bekömmlich und leicht verdaulich, prak-
tisch in der Anwendung und ausgiebig in der Qualität.
Paket 250 g 98 Pf.

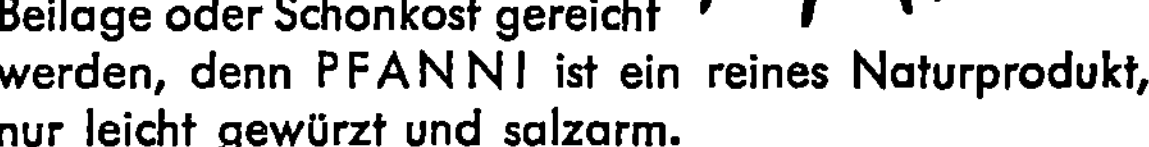

LEBEN UND ERLEBNIS BEI TIEREN UND MENSCHEN

Eine Ontologie des Lebendigen

Von Prof. Dr. WERNER FISCHEL, Leipzig. VIII, 138 S., 86 Abb. und 1 Kunstdrucktafel. 1949. Kart. DM 12.40; Hlw. DM 14.40

Der Hauptinhalt gibt eine ausgezeichnete Übersicht über einige der wichtigsten Beobachtungen der modernen Tierpsychologie. Diese sind so unerhört interessant und bedeutsam, daß jeder sich über sie orientieren sollte, der Anspruch auf Bildung erhebt. Es ist verdienstlich, die Kenntnis über sie weiteren Kreisen zugänglich zu machen; denn viele scheinen noch gar nicht zu wissen, daß es so etwas gibt.

Hans Krieg, München: Naturwiss. Rdsch. 1953, 2

AUFBAU DER PERSON

Von Prof. Dr. PHILIPP LERSCH, Direktor des Psychol. Inst. d. Univ. München. 7., durchges. Aufl. XII., 591 S., 14 Abb. 1956. Kart. DM 28.50; Lw. DM 31.—

Ein neues umfangreiches Buch der Seelen- und Charakterkunde, das in seiner stofflichen Fülle, Klarheit und Tiefe, in seiner ehrfurchtsvollen Einstellung zu den letzten Fragen des menschlichen Daseins und in der Eindringlichkeit und Eleganz der Darstellung eines der modernsten Standardwerke über den Menschen ist.

Bayer. Sonntagsblatt 1953, 31

. . . Lerschs Charakterkunde ist zur Zeit das Standardwerk auf diesem Forschungsgebiet. *Pädagog. Nachr. 1954, 3*

Das Buch ist sicherlich für jeden, der nicht nur sein eigenes Denken und Fühlen ergründen, sondern auch das Verständnis von Mensch zu Mensch fördern will, der beste Ratgeber, den man sich denken kann. *W. Stepp, Ärztl. Mitt. 1952, 3*

XVI

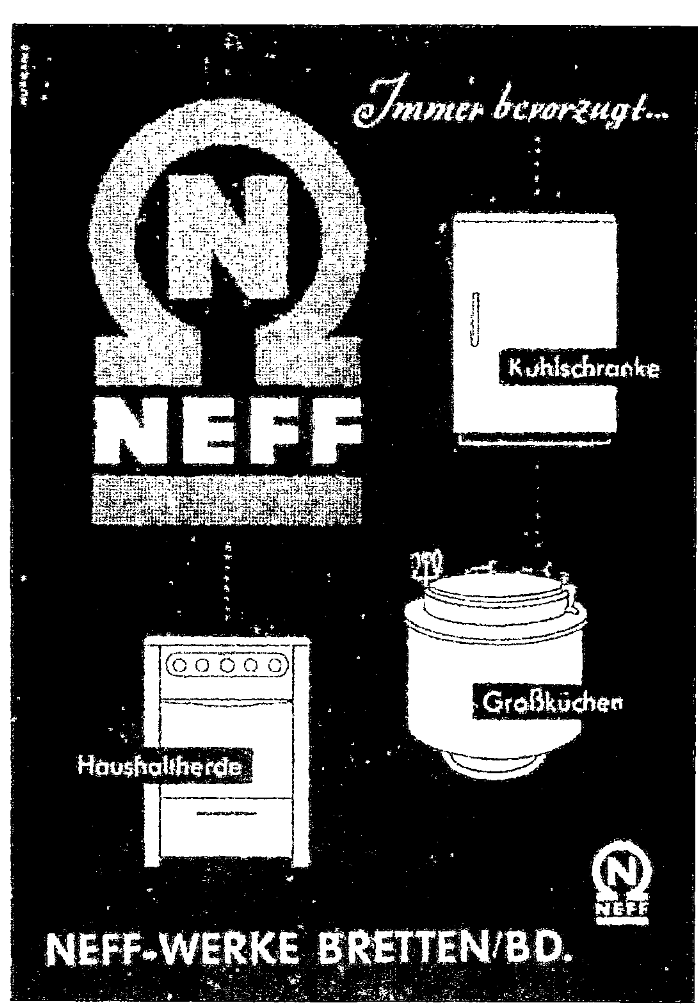

Immer bevorzugt...
NEFF
Kühlschränke
Großküchen
Haushaltherde
NEFF
NEFF-WERKE BRETTEN/BD.

XVIII